U0236416

中医养生治病
一本通

国医养生堂◉组织编写

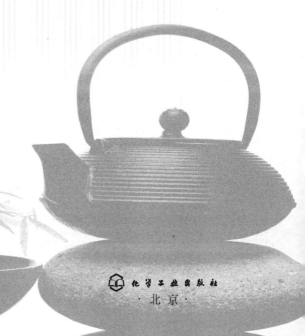

化学工业出版社
·北京·

这本内容丰富而实用的健康长寿学大全，集经络导引、穴位按摩、生机食疗，告诉你如何运用简易、特效的经络穴位与生机食疗，全方位帮助读者从根本做起，增强体质，提高免疫力，益寿延年，力行最健康、自然的养生之道，真正实现未病先防、既病防变、长命百岁不生病。全书深入浅出，图文并茂，一看就懂，一学就会，适合于居家疗养、自我保健。

图书在版编目（CIP）数据

中医养生治病一本通/国医养生堂组织编写．—北京：
化学工业出版社，2015.7（2025.2重印）
ISBN 978-7-122-23840-5

Ⅰ.①中… Ⅱ.①国… Ⅲ.①养生（中医） Ⅳ.① R212

中国版本图书馆 CIP 数据核字（2015）第 090853 号

责任编辑：李少华　　　　　　　　　　　装帧设计：刘丽华
责任校对：吴　静

出版发行：化学工业出版社（北京市东城区青年湖南街13号　邮政编码100011）
印　　装：河北延风印务有限公司
710mm×1000mm　1/16　印张13½　字数277千字　2025年2月北京第1版第16次印刷

购书咨询：010-64518888　　　　　　　　售后服务：010-64518899
网　　址：http://www.cip.com.cn
凡购买本书，如有缺损质量问题，本社销售中心负责调换。

定　　价：39.80元

编者名单

国医养生堂　组织编写

主　　编　曾子孟

编 写 人 员（按姓氏笔画排序）

于　洋　王　佳　史　丹　史春生　白　虎

吕巧玲　邬　旭　许政芳　苏　娜　李　爽

李华艳　张　恒　郝文艳　贾翔南　徐　苗

徐　述　崔　磊　曾子孟　曾宪庭　曾精华

廖国华　廖美兰　魏　晨　巍　耀

前　言

——外调内理，永续健康

我们常说"健康是人生的最大财富"，但财富是需要一点一点积累起来的，而健康是每一个人与生俱来就应该有的，好比一笔存在银行里的活期存款，在有生之年任凭支取，但是透支之后再也无法存进去。所以说，健康是人生只可透支而不可储蓄的活期存款，拥有它，你才可以获得人生的最大幸福！

也正因为如此，人们对自身健康的关注程度更是前所未有。按理说，一方面我们对自身健康更加重视，一方面现代医学技术又不断发展进步，每一个现代人都应该"身体倍棒，吃嘛嘛香"的。可是结果呢？在医学发达的今天，大医院、名医院人满为患，小医院、小诊所门庭若市，无论上哪儿，除了看病贵之外，还难——看一次病，不仅病人受折磨，家人也跟着承受忙前跑后的身心考验，让我们不得不感叹"有什么都别有病"！然而，事与愿违，过去的某些"疑难杂症"还没有解决办法，如SRAS、甲型H1N1流感等新的"疑难杂症"又来了。我们想方设法与疾病作斗争，可是在面对一些疾病的时候，我们又束手无策。所以面对如影随形的疾病，我们多少还是心存恐惧的。

其实，我们也不必太担心！《黄帝内经》告诉我们："从阴阳则生，逆之则死，从之则治，逆之则乱，反顺为逆是谓内格。"也就是说，如果我们违反了阴阳四时的法则，身体就会出问题，就会生病。反之，自己养生，调养、保养身体，就可以改善体质，提高免疫力而不生病。基于此，《黄帝内经》提出了"治未病"的最高养生之道。所谓"治未病"，就是要"未病先防、先病服药、既病防变"。而实现"治未病"这一最高养生之道的方法，纵观《黄帝内经》，无非是"外调经络、内理脏腑"，这也就是"外调内理"的养生理念与养生方法，可以达到"有病治病，无病养生"的目的。

事实上，健康并不是很难实现的！——只要我们知道为什么会生病、疾病是怎么来的，平时运用外调内理的方法，采取积极的日常身心保健和饮食管理，"擒贼先擒王"，把源头掐断，就可以一劳永逸，百病不生，永续健康，享受生活。

不过，我们也知道，人们生活紧张、工作压力大，加之缺乏适度的运动、不良的饮食方法和习惯，往往一不小心，大大小小的病痛就悄悄上身了！但面对疾病一定要有信心，我们完全可以运用外调内理的方法，来激发身体的自愈潜能，带病长寿。

鉴于此，本书以《黄帝内经》外调内理的养生理念和养生方法，运用图解的方式，告诉你如何运用经络按摩与生机食疗，以积极的日常身心保健和饮食管理，从根本做起，里应外合，力行最健康、自然的养生之道，提升免疫力不生病。

编　者

2015年春　于京

目　录

Part 1

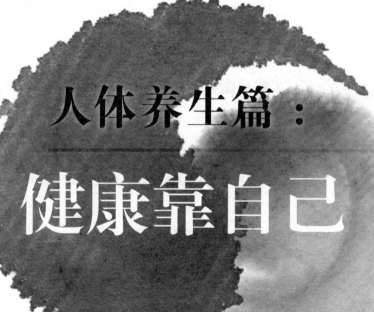

人体养生篇：

健康靠自己

第一章

解码人体健康

世界卫生组织给健康的定义是：身体健康、心理健康和具有良好的社会适应能力。这与中医的健康观吻合，中医认为健康的本质不仅仅是指没有生病或者体质健壮，关键是身体各组织器官能正常而协调地运转，从而维持整个人体内在的动态平衡，在主观感觉上没有任何不适。

关于健康，西医认为，只要人体各器官系统发育良好，功能正常，就算是健康的。而中医看待健康，倡导认识和把握健康的本质，主张要从整体的角度来看待人体，只有这个整体保持平衡状态才是健康的。平衡被破坏，就是病态。

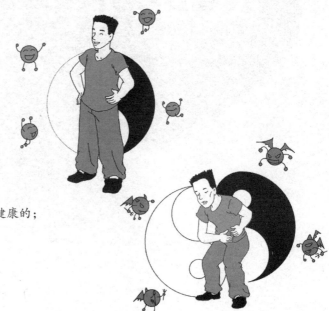

阴阳协和，整体平衡，才是健康的；
否则就是病态

中医认为，人体是一个有机整体，任何器官、细胞甚至某种成分的变化，其实都和全身整体有着密切的关系和影响。《黄帝内经》的藏象学说认为，五脏六腑之间是存在着某种联系和制约的，并将这种关系通过五行相生、相克的理论进行阐述。古人通过对各种物质基本特性的分析和归纳，认为宇宙万物都是由五种基本元素构成，即木、火、土、金、水。而中医学又根据五脏在人体中的不同作用和特性，将五脏和五行一一对应，具体是：肝属木，心属火，脾属土，肺属金，肾属水。当然，这并不是静止地、孤立地将五脏归属于五行，而是以五行之间的相生、相克关系来探索五脏之间的相互联系、相互制约而达到整体动态平衡的关系。五行之间的相生关系是：木生火，火生土，土生金，金生水，水生木。对应到五脏则是：肝生心，心生脾，脾生肺，肺生肾，肾生肝。相生关系使得各脏器能得到其他脏器对它的资助和营养，从而发挥最佳的功能。我们再来看看五行相克，五行相克关系是：木克土，土克水，水克火，火克金，金克木。对应到五脏则是：肝克脾，脾克肾，肾克心，心克肺，肺克肝。相克关系可以使得各脏器各自的功能活动受到一定的制约，从而使脏器之间能取得一种相互协调和动态平衡。

通过五行之间的相生相克，五脏就不再是五个独立的系统，而是一个动态的、生生不息的平衡整体。所以，如果我们将人体的五脏六腑都作为一个独立的部分来研究，而不是从整体出发，那么由此得出来的疾病和健康的概念也往往是片面的，甚至是错误的。

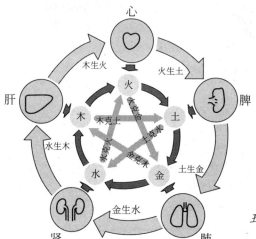

五脏是一个动态的、生生不息的平衡整体

早在《黄帝内经》中就曾提出："夫阴阳者，数之可十，推之可百，数之可千，推之可万，天地阴阳者，不可以数推，以象之谓也。"这句话的意思是说，宇宙万物是无限可分的，"不以数推"就是对精确论的否定，"以象之谓"是指中医学采用了另一种方法，这种方法的思想核心就是"整体"和"平衡"，即《黄帝内经》的平衡阴阳理论——"整体—平衡"。所谓整体，是指人是一个复杂的整体，任何局部病变都和整体有着密切的关系，所以认识疾病要始终从整体出发。所谓平衡，是指任何疾病的产生都是整体平衡遭到破坏的结果，而平衡的不同环节遭到破坏会产生不同的症状，因而我们可以通过对人体外在症状的分析和研究来判断体内平衡的破坏情况，这样不仅能够更好地治愈疾病，还能有助于疾病的预防，让养生保健有章可循，做到"不治已病治未病"，也就掌握了自己的健康。

二 健康三宝：保精、养气、守神

"天有三宝日月星，地有三宝水火风，人有三宝精气神"。古代讲究养生的人，如彭祖、孔子、老子等都认为保养精、气、神是养生、长寿的关键。那么，如何才能保养精气神呢？这就要注意以下三个方面。

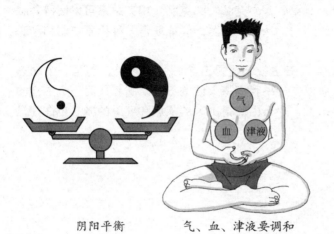

阴阳平衡　　　　气、血、津液要调和　　　　五脏六腑要协调运作

（一）阴阳平衡

中医将身体内外、腹背两侧以及五脏六腑，都按照阴阳的两种属性进行了划分，将偏于动态的事物归属于阳，将偏于静态的事物归属于阴。阴阳的平衡实际上就是生命活动的根本，阴阳平衡，人体则健康无事；阴阳失去平衡，人体就会出现这样那样的疾患，甚至死亡。关于阴阳的平衡，看看太极图就可以一目了然。太极图由阴鱼和阳鱼相抱而成，并用S线一分为二，这表示阴阳双方是不断消长转化的，即阳长阴消，阴长阳消，阳极则阴，阴极则阳。这是一种动态的平衡，表现在大自然就是阴阳气化的平衡，表现在人体就是阳气和阴精的平衡。所以说，如果人体阴阳能够达到平衡，人就会气血充足，五脏安康。

（二）气、血、津液要调和

气、血、津液是人体生命活动的基本物质，周而复始地循环于身体的各个部位，并为其提供适当的营养。当气、血、津液由于某种原因出现不足、过量或循环障碍时，我们的身体就会感到不适，甚至难以忍受。这就是三者不调和的结果。所以说，要想让自己的精、气、神保养得好，就要调节气、血、津液的量，使其均衡地循环于身体的各个部位，让每一个部位都能得到很好的滋润和濡养，这样我们才得以养精、补气、调神。

（三）五脏六腑要协调运作

所谓五脏六腑，是指包括消化器官、循环器官、呼吸器官及泌尿器官在内的全部内脏系统。其中，五脏为心、肝、脾、肺、肾，储藏人体生命活动所必需的精微物质，如精、气、血、津液等；而六腑为胆、胃、小肠、大肠、膀胱、三焦，主管饮食的受纳、传导、变化和排泄。这就像一个公司的各个部门一样，尽管工作不一样，但总是存在着各种联系，一个部门出了问题，其他部门也会受到影响。五脏六腑也是一样，虽然各有分工，但它们之间并不是孤立的，脏与脏、腑与腑、脏与腑之间也是有着密切联系的。它们之间相互制约、相互依存、相互为用，相互传递各种信息，在气、血、津液环周于全身的情况下，形成一个协调统一的整体，只有各个脏腑能够协调运作，我们身体的精、气、神才能得以保养，我们的身体才能够康健。

三 血气充盈，生命之本

血是一种在血脉中流动的红色液体，现代医学叫作血液。但是在血的生成与功能上，传统中医与现代医学观点却不尽相同。

中医认为，血是由水谷精微转化而来。在方式上，它既可以由水谷精微直接转化而成，也可以由水谷精微中的营气和津液相结合而成。然后，在心脏的作用下，血液被运送到全身各个部位并发挥其营养功能。可以说，人体的五脏六腑、四肢百骸、五官九窍无一不是在血的濡养作用下发挥自身功能的。比如，鼻子能闻香味、眼睛能看电视、喉咙能发声音、手能拿东西等都是在血的营养作用下才得以完成的。

另外，血和气一样，也是维持生命活动的基础物质之一。因此人们常说，只有气血充盈，才能意识清晰、精神安定。但是由于我们生存的环境和我们自身都难免出现这样那样的状况，血也有失调的时候，这就有了血虚、血热和血瘀。

血虚患者可出现视物不清、目眩、眼睛干涩、指甲变形等症状；血热患者会出现发热、口苦、便秘、口渴、低烧、流鼻血、牙龈出血、皮下出血，以及女性月经

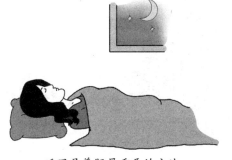

睡眠是养肝最重要的方法

过多等症状；血瘀患者会出现神经痛、便秘、皮肤晦暗、黑眼圈、痔疮、女性痛经，以及脑血管疾病或子宫肌瘤等。

要让机体气血充盈，必须养肝，因为肝主藏血。特别是女性更要懂得养肝，才能皮肤好、气色好，肝养好了，也就远离了月经异常、痛经等妇科病。那么怎样才能养肝呢？《黄帝内经》说"人卧则血归于肝"，人只要一躺下，肝主藏血的功能就能够发挥，所以充足的睡眠是养肝的重中之重。另外，还可以通过"闭目养神"的方法来养肝，比如，坐公交车时就可以闭上眼睛，在看书、看电脑、看风景等用眼一两个小时后即闭上眼睛稍微休息一会儿。

四、人体健康要"充电"和"放电"

日常生活中，我们都要用电，如果看到日光灯发红发暗，肯定是供电系统出了问题，导致电压低、电不够用。还有，经常听收音机的人都有这样的体会，收音机刚装上新电池，音色特别好听，但用了一段时间之后，收音机发出来的声音开始变得"沙哑"，直至最后声音消失。我们知道，这是电池电量逐渐减少的结果。

其实，我们的身体也跟电器一样，也是要用"电"的，这个"电"就是能量。当你感到浑身无力时，就是身体的"电"不够用了，"电压"太低了，也就是健康出现问题。那些久病的人，或者病后初愈的人，甚至部分老年人和不少处在亚健康的中青年，觉得吃什么都没味儿，而且总是无精打采、脸色难看，这些都是因为身体的"电"不够用了。这样的情况，正常的健康人有时也会出现，只不过健康的人身体本身能够自我协调好，如中午胃口不好不想吃了，到了晚上胃口又很好了。那么，我们身上的"电能"应怎样补充呢？

事实上，我们的身体里有一个"能量转换器"，它就是脾胃。脾胃可以将食物转化成水谷精微，水谷精微就好比电能，而这个"电能"需要有相应的"电路"才能最终到达电器，让电器运转起来，我们人体的"电路"就是经络。如果经络出现问题，不能及时将"电"送走，这些积存下来的"电"就会使脾胃不堪重负，而那些"供电不足"的器官也同样无法正常发挥作用。

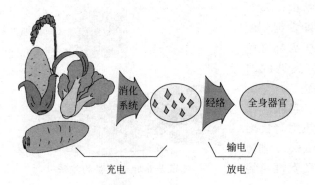

消化系统补充能量相当于充电，经络导引则相当于输电放电

所以说，我们的身体既需要"充电"，也需要"放电"，只有"充电"和"放电"都正常，我们才能安康无事。"充电"实际上就是给脾胃系统补充能量，就是要吃好，只有有了足够的"燃料"，脾胃系统才能转化足够的"电能"；运输"电能"和"放电"则要协调经络系统，保证"电路"的畅通，可以通过按摩、针刺、艾灸等中医方法来实现，只有经络系统协调好了，脾胃生产的"电能"才能到达身体各个部位，整个身体才能协调工作。

 ## 五　人体科学的最高境界：中医经络体系

前面我们提出了经络系统，认为其对人体健康来说也是极为重要的。这一观点，在我国现存最早的医学巨著——《黄帝内经》中，也是贯穿于全书始终的一个重要概念，并且详细描述了经络体系，这里我们先简要介绍一下。

经络是经脉和络脉的总称，经脉是主干，贯通上下，沟通内外；络脉是分支，有网络的含义，较经脉细小，纵横交错，遍布全身。它是人体联络、运输和传导的体系，能够运行全身气血，联络脏腑肢节，沟通上下内外。《灵枢·脉度》说："经脉为里，支而横者为络，络之别者为孙。"说的就是经脉和络脉的关系。

经络分为运行于身体表面的支脉和运行于体内、连通脏腑的支脉两种，最主要的就是被称为十二经脉的十二条经络及任、督二脉，总共十四条经络。十二经脉分别与五脏六腑加上心包的六脏六腑有所属关系，并以脏腑的名称来命名，如肺经、心经、大肠经、膀胱经、脾经、肾经……而且这些经络可以调节相应的脏腑功能。

经络内属脏腑，外络肢节，沟通于脏腑与体表之间，将人体脏腑组织器官联系成一个有机的整体；并借以营阴阳，行气血，使人体的各部位功能得以保持协调和平衡。也就是说，经络是人体气血的通道，并且还与脏腑相关联。因此，当经络出现气血瘀滞等病症时，就会对相应脏腑造成一定的影响；而当脏腑出现问题时，也会对经络产生不利影响。

经络和脏腑功能失调时，就会反映在相应的穴位上，如相关联的经络上的穴位处的皮肤可能出现突起或者浮肿等症状。而穴位既是身体失调时病症的显现，也是医治病症的途径之一，如针灸、推拿等就是利用了经络的这个特点。

总之，经络在生理、病理、诊断、治疗等方面具有重要的意义。就像《灵枢·经别》中所说："夫十二经脉者，人之所以生，病之所以成，人之所以治，病之所以起，学之所始，工之所止也。"

 ## 六　人体的生物钟：经络十二时辰养生法

人是大自然的产物，大自然有春华秋实，有夏花冬雪，人也一样，也有着自己的生命节律，这就是生物钟。《黄帝内经》告诉人们，人体是一个最无为、最自足的系统，如果偏离了它无为、自足的本性，必然要生病。因此，一定要因循身体的本性，这样身体才是和谐健康的。

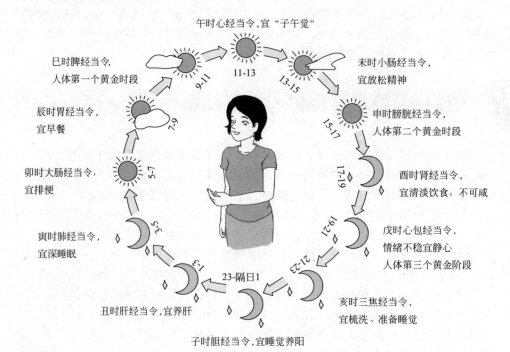

午时心经当令，宜"子午觉"
11-13

巳时脾经当令，
人体第一个黄金时段
9-11

辰时胃经当令，
宜早餐
7-9

卯时大肠经当令，
宜排便
5-7

寅时肺经当令，
宜深睡眠
3-5

丑时肝经当令，宜养肝
1-3

子时胆经当令，宜睡觉养阳
23-隔日1

未时小肠经当令，
宜放松精神
13-15

申时膀胱经当令，
人体第二个黄金时段
15-17

酉时肾经当令，
宜清淡饮食，不可咸
17-19

戌时心包经当令，
情绪不稳宜静心
人体第三个黄金阶段
19-21

亥时三焦经当令，
宜梳洗、准备睡觉
21-23

子时 ——胆经当令 子时就是夜里11点到凌晨1点，我们现在用小时来表示，过去用的是时辰，一个时辰就是两个小时。夜里11点到凌晨1点"胆经当令"，即胆经值班。古代养生非常重视该时辰，因为子时是一阳初生，从这一时刻起，人体阳气开始生发。我们常常在八九点感到困倦，但是到了11点以后又精神了，也是这个原因。那么，"胆经当令"时，我们要做些什么呢？很简单，就是睡觉，因为这个时候养的是刚刚生发的阳气，如果你在半夜还不睡觉，第二天会无精打采。

丑时 ——肝经当令 丑时是凌晨1点到3点，这段时间是肝经值班，也就是我们说的"肝经当令"。中医讲"肝主藏血"，肝不仅具有造血功能，还具有储藏血液和调节血液的功能，也就是疏泄功能，人体的生发之机全都仰赖于肝的疏泄功能。比如，你总是生气或者郁闷，就会抑制肝的疏泄和生发功能，就会产生气郁。肝的第二个功能是"主筋"，所谓筋，就是连缀人体四肢百骸的有弹性的筋膜。当人体的弹性出现问题，如阳痿（肝经是绕阴器而行的）、痔疮都是"肝主筋"功能出现问题。"肝经当令"，我们要做的还是睡觉。《黄帝内经》说肝是将军之官，是主谋略的，只有肝气养足了才能够"谋略出焉"。

寅时 ——肺经当令 寅时是指凌晨3点到5点，这段时间为肺经值班。肺经在《黄帝内经》里被称为"相傅之官"，相就是宰相，傅就是师傅，就是皇帝的宰相或老师。所以在人体内，只有肺的位置高于心（君主之官）。人体气机也是从肺经开始的，它"主一身之气"，"主治节"。而在寅时，也就是凌晨3点到5点，人体气血需要重新分配，如心需要多少、肾需要多少，都要由肺经来调配，而这个重新分配的过程一定要在深度睡眠中完成。因此，这个时间应该是人睡得最香的时候，如果这个时候醒来，说明人体气不足。我们都知道，老人最容易在凌晨醒来，其实也就是这个原因。另外，心脏病人常死于该时间，是与肺经重新分配人体气血密切相关的。这段时间，人体各部开始由静转动，各部分对气、血的需求量增加，这会增加心脏的负担而出现危险。因此，如果家里有老人或者心脏病人，一定要叮嘱他慢起床，避免晨练，以免刚刚分配完的气血再度上调而出现猝死。

卯时 ——大肠经当令　卯时是指早晨的5点到7点，是大肠经当令的时段。很多人都有早起排便的好习惯，其实这正是顺应了人体气机的自然走势。古语将早晨叫作"开天门"，卯时天已经亮了，所以要"开天门"，那么与之相对应的地户也要打开。地户就是中医所讲的魄门，也就是肛门，肛门开了，自然是要排便的。

大肠经还有一个特性，就是中医所说的"肺与大肠相表里"。表里就是外表和里面，这就好像中国的传统夫妻，男子在外面奔忙，女子在家里料理家务，男子在外面特别忙的时候，女子在家里也不能清闲。所以，大肠的排便功能与肺也有一定关系，当排便不畅时，应该憋一口气，而不是攥拳头，拳头与排便是不相干的。有时候发现大便很细，这实际上是气出了问题，这个气就是肺气。肺气虚则推动大便无力。

辰时 ——胃经当令　辰时是指早晨7点到9点，是胃经当令。此时，太阳已经完全升起，天地之间一片阳的景象。而人体阳气在该时段也已经从子时的一阳初生而完全生发起来。因此，身体应该补充一些属于"阴"的东西，食物属阴。前面都是阳气在运化，吃饭就是对人体的补充。所以，早饭一定要吃，而且要吃好。爱美的人士为了保持身材常常不吃早饭，其实早饭不会让人发胖。因为上午是阳气最盛的时候，也是人体阳气气机最为旺盛的时候，此时吃饭最容易消化。而到了9点之后，即到巳时，则脾经当令，脾经会通过运化将食物变成精血并输送到五脏，因此，早饭不会使人发胖。

巳时 ——脾经当令　巳时是指上午9点到11点，是脾经当令。脾主运化，和肺一样都属于太阴经。所谓太阴，是指他们都具有分配的功能。不同的是，肺分配的是气血，而脾分配的是胃中腐熟食物所生成的水谷精微。脾将这些水谷精微分配到肌肉腠理之中。另外，脾还主一身肌肉，脾的功能强劲，则肌肉发达，反之则萎缩，现代医学所讲的重症肌无力实际上就是脾病造成的。在五脏之中，脾就像个使唤丫头，看起来无关紧要，但是如果这个使唤丫头不干活了，我们的身体就会出现麻烦。所以这段时间要养脾，怎么养呢？我们说"脾在志为思"，所以脾功能发达的人，头脑一定很灵活。但是，如果思虑过度，就会伤脾，脾的运化功能就会受到影响，人也会变得消瘦，这就是"思伤脾"。所以，要思虑适度，不可过于劳神。

午时——心经当令　午时，顾名思义，就是中午，也就是11点到13点，是心经当令。心为君主之官，也就是"天子"、"皇上"，它主统血脉，因此又被称为"血之府"。心气推动血液使其在脉中运行，流注全身，从而发挥营养和滋润作用。

要让"心"这个君主之官不失去其统摄地位，就要在午时适当休息。为什么呢？午时与子时是对应的，子时是一阳初生，午时则是一阴初生。阴阳交替的关键时刻，人最好处于休息状态，不要干扰阴阳的变化。练功的人都十分重视子午功，就是常说的心肾相交。其能力越强，人就越精神。所以练功之人总要借助天地阴阳转换的时机来获取对身体有益的能量。那么，不练功的人如何达到心肾相交呢？很简单，就是睡觉。深度睡眠的时候就是心肾相交的时候。因此，子时和午时都要注意休息和睡觉。现代人都忙于工作和各种生活事务，午时的深度睡眠多数不能实现，那也要稍微休息一下，即便睡不着，闭上眼睛养养神，对心经也是有好处的。

未时——小肠经当令　未时是指下午的13点到15点，是小肠经当令。中医讲小肠是"受盛之官，化物出焉"，是说小肠收受很多东西，但是它自己并不享用，而是要交出来。小肠的功能就是先吸收脾胃腐熟后的食物精华，然后将这些食物精华分配给各个脏器。小肠在吸收食物精华的同时，也会吸收大量的水液，所以小肠主水液。小肠的病变首先要观察小便，如出现小便涩痛、浑浊、尿血等，则需要引起注意。

小肠既然主吸收，那么午饭自然要吃好。这个"好"是指营养和口味都要好，重要的是要易于吸收。如果不易于吸收，即使吃再好的东西，最终也无法变成水谷精微。另外，心与小肠相表里。心为火脏，其火易旺，心火常常会影响小肠分清泌浊的功能，所以会出现小便的改变。

申时——膀胱经当令　申时是指下午的15点到17点，是膀胱经当令。膀胱经是一条很重要的经脉，它起于睛明穴，并上沿至头部。古语说"朝而授业，夕而习复"，这句话的道理与膀胱经有着很大关系。在申时，气血容易沿膀胱经上输于脑部，学习效率很高。所以，申时是学习的最佳时段。

膀胱经上沿至脑部，实际上是指后脑，所以如果你感觉后脑痛，那可能是膀胱经出问题了。另外，膀胱与肾相表里。肾主一身之水，而膀胱则是存储水液的地方，也就是说，膀胱受肾的管制。如果小便不通畅，那可能是肾出了问题。

此外，膀胱经是人体最长的一条经脉，就像与之相对应的申时的猴子可以上蹿下跳一样，既可以到达最高处，也可以到达最低处。膀胱负责存储水液，"气化则能出焉"。意思是说，人的肾好比一个水池，水池里的水要想上升，就必须得到太阳的气化功能。膀胱经的气化功能好比太阳，气化功能好，就能把深水带上来，口里就有了唾液，就不会口干舌燥。所以，对于那些患有干燥症的患者，不妨从调补肾阳和膀胱经的气化功能入手进行治疗。

酉时 ——**肾经当令** 酉时是指傍晚的17点到19点，是肾经当令。中国人自古就对肾十分重视，肾主藏精，精是人体当中最具创造力的原始力量，它是支持人体生命活动最基本的物质。所以，我们要特别注重补肾。俗话说"人活一口气"，这口气就是元气，而元气藏于肾。肾好比我们做饭用的煤气罐，罐里煤气少，就要少用火，这就是养；但是即便煤气罐内煤气很足，如果一味浪费，早晚也会肾气大伤。有些人会在酉时，也就是下午17点到19点的时候发低烧，可能就是伤了肾气。

元气是维系人体生机很重要的物质。那么我们依靠什么调动元气呢？这就是盐，我们每天都会吃盐，虽然看似平常，但正是盐使我们的生活能够正常有序地进行。但是要注意一点，就是"咸入肾"，中医讲咸味是走肾的，因此，吃盐不可过多，否则会伤元气。还有肾精，人活着，每天都在消耗肾精，要想养精，就不可纵欲过度。如果纵欲过度，就是"明耗肾精"，如同釜底抽薪，对身体危害很大。

戌时 ——**心包经当令** 戌时是指晚上19点到21点，是心包经当令。前面说过，心是不受邪的，那么就要找一个"替罪羊"，这个"替罪羊"就是心包。心的病变，首先表现在心包上，当你感觉心慌或心脏"扑通，扑通"狂跳的时候，多半是心包出了问题。

心包还有一个重要的作用就是"喜乐出焉"，当我们感觉特别郁闷或者生气的时候，常常会有一个习惯性的动作——拍胸脯。表面上看我们是在拍打胸脯，而实际上是在拍打膻中穴。该穴主喜乐，而它就位于心包经上。另外，古人还认为，晚上19点到21点，也就是酉时，是"阴气正盛，阳气将尽"的时刻，所以主张男人应在这时与女人在一起共同娱乐。

亥时 ——**三焦经当令** 亥时是指晚上21点到23点，是三焦经当令。对于"三焦"，中医本身也有不同的解释，一种解释是三焦是人的体腔，心和肺是上焦，脾胃是中焦，肝肾是下焦。另一种解释是，三焦是连着心、肝、脾、胃、肾的部分，如筋膜、脂肪或其他连缀物等。"三焦"的性质是温的，而且为小火，是说人体要保持不温不火，就要依靠"三焦"。三焦通畅，人体就健康；三焦不通，人就会生病。

"亥"字在中国的文字里极具特殊意义，在篆书中，"亥"字上面是一阴一阳，下面则是一个男子抱着一个女子在睡觉，而这个女子又怀孕了。这说明什么呢？说明从这时起，生命的轮回重新开始。

那么，在一天的最后一个时辰，我们如何养生呢？还是睡觉。亥在十二生肖中代表猪，猪的形象不就是懒吗，吃饱了就睡，也就是到了亥时你就要懒，要享受，这样才能让子时的阳气生发。所以我们说最好的休息方法，就是晚上11点前入睡，而且要睡得像猪一样香。

中医养生治病一本通

第二章 不生病的智慧

中医认为阴阳协调是人体健康的根本，一旦阴阳失衡，就无法维持整个人体内在的动态平衡，而导致人体脏腑功能紊乱，进而生病。

一 以正抗邪，协调阴阳不生病

我们常说，爱生病是因为没有抵抗力，而在中医来说就是"正气"不足。正气是指精、气、血、津液（气血阴阳）和脏腑经络等组织结构的功能体现，是与邪气相对而言的。《黄帝内经》说"正气存内，邪不可干"，说明正气的作用：一是抗御外邪，防止病邪侵入；二是发病后驱邪外出；三是自身调节，维持体内生理平衡，适应外部环境变化，或对病后损伤组织进行修复，使人体恢复健康。

中医认为，人体正气的强弱是决定疾病发生与否的内部因素。《素问·评热病论》说："邪之所凑，其气必虚。"这说明人体正气不足，是病邪侵入和发病的内部因素。人体正气的虚弱程度与发病轻重有一定的关系。通常，正气较强的人，其感受病邪后，正气即奋起抗邪，病位多较浅，病邪容易被驱除；而素体正

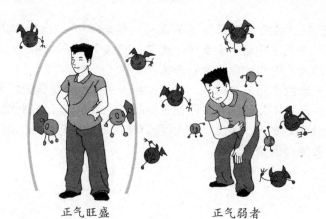

正气旺盛　　　　正气弱者

气虚弱的人，往往是在病邪侵入到一定程度后，正气才能被激发，因此病位多较深，病情较重。《锦囊秘录》说："正气旺盛，虽有强邪，亦不能感，感亦必轻，故多无病，病亦易愈；正气弱者，虽有微邪，亦得易袭，袭则必重，故最多病，病亦难痊。"说的也是这个道理，即在一般情况下，正虚的程度与感邪的轻重成正比。

 ## 饮食正常，形神兼具

《黄帝内经》中早已提出"饮食有节"的主张，它说："饮食有节……故能形与神俱，而尽终其天年，度百岁乃去。"我们要注意饮食的量和进食时间，不能随心所欲，要讲究饮食方法。具体地说，就是饮食要适量，不能过饱；饮食要定时，不可随便进食。

首先，饮食的方法要正确，应该是"量腹节所受"，即根据自己平时的饭量来决定每餐该吃多少。"凡食之道，无饥无饱……是之谓五脏之葆。"无饥无饱就是进食适量的原则。只有这样，才不致因饥饱而伤及五脏，才会让我们的身体远离疾病，保持健康。

其次，要按时进餐。饮食不仅要适量，还要定时。一日三餐，应按照固定的时间，有规律地进食。这样，脾胃才会形成一种规律，到进食的时候才会做好消化食物的准备，使食物在体内有条不紊地被消化、吸收，并及时将营养输布全身。这种进食方法才是正确的，是中医所提倡的，也是古人所遵守的。

最后，饮食要讲究搭配。《素问·五常政大论》中说："谷、肉、果、菜，食养尽之。"认为粮食、肉类、瓜果、蔬菜是人们饮食的主要内容，要以谷物为主食、肉类为副食、蔬菜做补充、水果来补助的原则合理搭配食物。这种以植物性食物为主体、以动物性食物为辅助的多样化膳食结构非常有利于人体健康，是世界上最先提出的最完善的饮食结构。

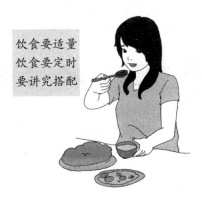

饮食要适量
饮食要定时
要讲究搭配

可见，健康的饮食习惯是确保营养均衡摄入、远离不健康因素的关键所在，只有遵循科学合理的饮食规律才能远离疾病。

 ## 按时作息，保养心神

研究表明，人的寿夭与起居的合理安排有着密切的关系。按时作息，起居有常，有益于健康长寿。起居不慎，四体不勤，则损伤五脏，损害身体健康。

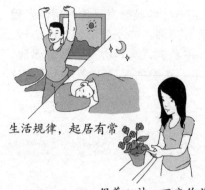

生活规律，起居有常

保养心神，不妄作劳

1. 生活规律，起居有常

古语素有"日出而作，日落而息"的说法，这是最朴素的按时作息的典范。按照客观规律安排生活起居，制定合理的作息制度，并长期坚持，这是起居保健的一个重要原则。日常工作和生活，既不要安排得十分紧张，也不能毫无规律。每人都应当根据自己的身体条件、兴趣爱好等，制定一个基本的生活作息时间表，让生活有规律有节奏。

2. 保养心神，不妄作劳

① 勿劳伤形体：中医认为过劳可损伤形体，轻则疲倦困顿，重则可引起相应的病变。所以，无论生活还是工作都应量力而行，勿过劳，以免影响健康。

② 勿劳伤心神：中医认为七情过度皆可劳伤心神，有害健康与长寿，因此倡导精神乐观、清心寡欲、无动喜怒、避免惊恐等精神调养，这些都是防止劳伤心神的有效措施。

③ 勿房劳过度：性是人类生活的重要内容，对老年人来说，正常的性生活也是身体健康的表现。但如果恣情酒色，房事不节，则会动摇生命的根本，难以健康长寿。

总之，生活要有规律，按时作息，劳逸结合，保证充足的睡眠；适应寒温，随气候之变，增减衣被，防止迎风沐浴、涉水淋雨、久处湿地、夜深露卧，纳凉取暖，皆宜适度。

四、劳逸"中和"，有常有节

劳与逸是一对相互对立、相互协调的辩证统一体，二者都是人体的生理需求。在日常生活中，人们必须有劳有逸，但又不能过劳或过逸。《黄帝内经》中的"五劳所伤（即久视伤血，久卧伤气，久坐伤肉，久立伤骨，久行伤筋）"说的就是这个道理。孙思邈《备急千金要方·道林养性》也说："养生之道，常欲小劳，但莫疲及强所不能堪耳。"也就是说要劳逸"中和"，有常有节，这对人体养生保健起着非常重要的作用。

劳逸适度有益于调节气血运行。气血是

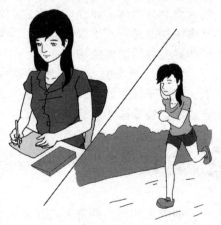

劳逸"中和"，有常有节

人体生命活动的物质基础，通过经络、血脉对人体起濡养、推动、温煦作用，气血偏盛或偏衰都会导致体内阴阳失衡。而适度从事一些体力劳动有利于活动筋骨，通畅气血，强健体魄，增强体质，还能起到锻炼意志、增强毅力的作用，从而保持生命活动的动力。而且，在一定程度的体力活动后进行适当的休息也是生理需要，它可以消除疲劳、恢复体力和精力，调节身心。

五、六邪七情：病从"邪情"中来

人体阴阳协调，阴平阳秘，才能健康无病。但是如果阴阳消长超出了正常范围，打破了原有的阴阳动态平衡，就会造成阴阳偏盛或偏衰，从而产生疾病。但是，原本和谐的阴阳是如何失调的呢？归结起来不外乎外因和内因两种。外因是指从外部侵入人体的病邪，一般是由于气候或环境因素造成的，如"风、寒、暑、湿、燥、火"六种病邪，所以外因常被称为"六邪"或者"六淫"。内因是指人自身的体质，不仅包括天生身体的强弱，也包括情绪变化等精神承受能力，因此，这个体质是后天形成的综合体质。《黄帝内经》认为，人的感情变化可用"喜、怒、忧、思、悲、恐、惊"七情表示，并认为这些不良情绪会对内脏造成伤害，从而导致疾病的发生。

（一）六邪：外部环境对健康的影响

风、寒、暑、湿、燥、火是自然界的气候变化，通常称之为"六气"，若六气运行正常，则可促进万物生长，但六气不及或六气太过则会引起气候反常，若人体抵抗力较差就会产生疾病，中医将此致病因素称之为"六邪"或"六淫"。

六邪是外部环境对健康的影响因素，均由外而入，《三因极一病证方论》就曾指出："然六淫，天之常气，冒之则先自经络流入，内合于脏腑，为外所因。"居住环境、季节气候等因素均与六邪有密切联系，故春多风病、夏多中暑、秋多燥病、冬多寒病、居所潮湿则易感湿邪。

六邪对人体的影响不仅包括单独侵袭人体引起疾病，还包括两种或两种以上邪气同时作用于人体而致病，如风寒湿痹、风寒感冒等。此外，在六邪的发病过程中，影响健康的每一种邪气都可以相互影响，并能在特殊的环境下实现转化，如久患暑湿可化燥伤阴，寒邪入里亦可化热伤身。

中医认为六邪中，风为六淫之首，是最常见的一种致病因素。由于风为阳邪，有生发、向外、向上的特性，容易

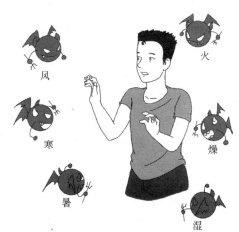

使皮肤腠理开张，从而引起津气外泄，防护功能和抵抗力均会因此而减弱，而外邪则会乘虚而入。寒、热、燥、湿等外邪多依附于风邪入侵人体，使人易患风寒、风热或风湿等。此外，由脏腑功能失调引起的化寒、化风、化热、化燥、化湿、化火等病理反应虽与六邪入侵症状相似，但究其原因并不是由外邪入侵引起，故应正确判别，以免误判，无法对症下药。

（二）七情：喜怒哀乐对健康的影响

中医通常将人的情志概括为喜、怒、忧、思、悲、恐、惊七种，称之为"七情"，其变化与人体的健康状况密不可分。中医认为，情绪由五脏而生，是五脏对外界刺激和体内刺激的反应，《素问·天元纪大论》中曾记载："人有五脏化五气，以生喜怒思忧恐"，而不同的脏器又可主宰不同的情绪，一般认为肝主怒、心主喜、脾主思、肺主忧、肾主恐。早在《黄帝内经》中就曾指出："怒伤肝，悲胜怒"、"喜伤心，恐胜喜"、"思伤脾，怒胜思"、"忧伤肺，喜胜忧"、"恐伤肾，思胜悲"等理论。一般认为，一定限度内的情绪活动属于正常现象，不会影响人体的健康，但过激的情志就可成为引起疾病、危害健康的重要因素。

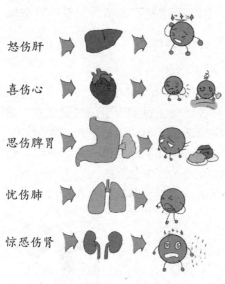

怒伤肝

喜伤心

思伤脾胃

忧伤肺

惊恐伤肾

① 情志伤肝。怒为最常见的情绪之一，怒则气上，从而伤及肝脏，出现烦躁易怒、头晕耳鸣等症状，严重者会诱发高血压等症。

② 情志伤心。喜往往会促进气血的流通和肌肉的放松，可有效缓解人体疲劳，但若欢喜过甚，则会伤及心气。《淮南子·原道训》说"大喜坠慢"，一旦引起心气动，则往往会使精神散而邪气极，从而引发心悸、失眠、健忘等症。

③ 情志伤脾胃。"思则气结"，过度的思虑容易导致神经系统功能失调，从而使消化液分泌失调，引发脾胃不和、食欲不振、憔悴气短、神疲力乏等症状。

④ 情志伤肺。忧可伤肺，强烈的忧愁和悲伤会引起肺部不适，出现气短、干咳、咯血、声音沙哑、呼吸急促等症状。

⑤ 情志伤肾。惊恐容易损伤肾脏，因惊恐可使神经系统受到较严重的干扰，而神经系统紊乱则会引起阳痿、耳鸣、耳聋、头晕目眩等症状，严重者会出现生命危险。

因此，要控制好自己的情绪，使情绪处在可控中，淡泊宁静、平心静气方能有益身心健康。

防病长寿：长命百岁少生病

我们都希望一生少生病，甚至不生病，长命百岁。但要如何做到呢？

（一）人到底能活多久

宇宙间的一切生物，有生必有死，人也是一样，寿命也是有一定限度的。这个限度，《黄帝内经》称为天年，就是人的自然寿命和合理寿限。这个寿限应该是多少呢？《黄帝内经》认为是100岁，而《礼记》中则称百岁为"期颐"，不过《尚书》中又提出"一曰寿，百二十岁也"，也就是说活到120岁才是活到了天年。可见，从传统医学看人的寿命应该是在100 ～ 120岁，才算是天命之年。那么，现代科学对"天年"是如何认识的呢？科学家经过细致观察发现各种动物都有一个比较固定的寿命期限，这个期限与各种动物的生长期和成熟期的长短有一定的关系，如狗的生长期为2年，寿命10 ～ 15年；马的生长期为5年，寿命30 ～ 40年。根据大量的统计研究，科学家们得出，自然寿命为生长期的5 ～ 7倍，人的生长期为20 ～ 25年，因此，人的自然寿命应该是100 ～ 175岁。还有人发现动物胚胎细胞分裂成长到一定阶段就会出现衰老和死亡，于是他们根据细胞分裂的次数推算出人的寿命应该是120岁。另外，还有人根据哺乳动物的性成熟期来推算寿命，认为动物的最高寿命是性成熟期的8 ～ 10倍，据此推算，人的自然寿命应该是110 ～ 150岁。

但实际上，并不是每个人都能够活到百岁，这与其先天禀赋、后天调养有密切关系。由于这两个因素是因人而异的，所以每个人的寿命也有所不同。据第60届世界卫生大会公布的《2007年世界卫生统计报告》报告，中国人平均寿命为男71岁、女74岁，并且还列出了中国人的健康年龄（能健康生活的平均年龄）：男性为63岁，女性为65岁。

（二）影响寿命的因素

"生、长、壮、老、已"是人类生命的自然规律，这说明人的寿命是有一定限度的。那么，人的寿命会受哪些因素影响呢？《黄帝内经》中曾对影响寿命的原因进行了进一步分析，认为人除了精神失于调摄、缺少锻炼等外在因素外，还有其内在影响，主要有以下六点。

①阴阳失调。所谓"人生有形，不离阴阳"，说的是人体的生命活动，必须以阴阳协调为依据。阴阳失调就会导致衰老，而保持阴阳协调则可对抗衰老。

②精气虚衰。气是生命活动的根本和动力，是生化之根；精（阴精）是构成人体和促进人体生长发育的基本物质。任何损伤精气的因素都会加速衰老，减少寿命。

③肾气亏损。"肾为先天之本"，肾气的盛衰决定人的强弱寿夭。

④ 心脏虚衰。心可协调脏腑、运行血脉，是生命活动的主宰。如果心气不足，就会影响血脉及神志的功能，从而加速衰老。

⑤ 肝脏衰老。肝藏血，具有储存和调节血量的作用；肝又主疏泄，关系到人体气机的条畅，而气机升降出入失常，人就会衰老，甚至死亡。

⑥ 肺脏衰弱。"肺主一身之气"，人体诸气的生成和运行都与肺脏密切相关。如果肺气衰弱，全身机能都会受到影响，人的寿命自然也会受到影响。

（三）如何避免早衰

人体的衰老是一个逐渐发生的过程，是任何人都无法避免的。衰老有两种，一种是生理性衰老，一种是病理性衰老。前者是人体在正常情况下身体机能逐渐丧失的过程，而后者则是由于疾病等因素造成的衰老，即早衰。早衰的原因在于先天禀赋薄弱，而后天又没有很好的调养所致。先天禀赋我们无法改变，但后天调养我们可以做到。

① 七情安和。所谓"笑一笑，十年少；愁一愁，白了头"，其中"白了头"正是七情中的忧愁对人体刺激后所导致的衰老征象。在人所受的精神刺激或精神创伤超过人体生理活动所能调节的范围时，就会引起体内阴阳气血失调，以及脏腑经络功能紊乱，从而导致早衰的来临。

② 饮食有节。不合理的饮食习惯，如偏食、长期饮酒、贪食或暴食，或摄入过多的肥甘厚味等，都会损害人体脏腑，从而破坏体内正常的新陈代谢，致使机体生理功能明显下降，而提早出现衰老征象。

③ 起居有常，劳逸适度。《素问·上古天真论》说"以妄为常……故半百而衰也"，非常明确地指出了妄作妄为会使人在50岁就显得很老。现代研究也证明，长期过度疲劳会使损耗的体力得不到恢复，能量储备减少，致使重要器官提前老化。

④ 远离疾病。疾病可加速衰老，缩短寿命。原因是，人体患病后阴阳失调，导致气血、精神、脏腑亏损，甚至导致气散、精竭、神去，乃至阴阳离决而亡。所以，日常生活中要注意保健，让身体远离疾病。

（四）顺应生态的大自然养生法

"草死草活最容易犯病"，春天和秋天就是草死草活的时节，也是最容易犯病的时候，所以很多慢性病，如关节痛、哮喘或者各种过敏性疾病等，最容易在春天和秋天复发。这是因为春天气血从内脏向外走，而秋天气血从外向内走，气血在体内流动，如果在气血流动的过程中，哪儿出了问题，哪儿就表现为疾病。

春秋两季的气血运行就好比交通，早晨大家出门上班，路上最容易堵车，傍晚大家下班回家，也容易堵车。人体也是一样，春天气血向外，秋季气血向内，而在运行当中则容易出现"堵塞"。中医讲："通则不痛，痛则不通"，所以春秋两季，是最容易发生疾病的时候。而夏天和冬天不容易"堵塞"，自然也不爱生病。

虽然春秋季节是最易生病的时间，但同时也是调治的最好时间。因为春秋两季，疾病最容易表现出来，所以，应抓住时机，因势利导，将身体调节好。

（五）长寿秘诀

健康与长寿自古以来就是人类的共同愿望，人要长寿就必须具备一定的条件，如体质强壮、五脏坚固、六腑功能正常、营卫气血调和、肌肉坚实致密等。但还不够，还要有心理上的健康以及对社会的适应能力。而且在诸多的养生之道中，心理因素显得尤为重要，所以人要想健康长寿，活到天年，就必须从心理、社会等方面采取防治措施。我们可将其简单地分为以下3种。

（1）"静则藏神"。古人养生强调"神太用则劳，静以养之"，因此，要做到"静以藏神"。

（2）立志养德。古人最讲究道德修养，认为乐于助人的人，能够永远保持最佳的精神状态。

（3）调情志，免刺激。情志波动过于强烈或持久，可以使机体的多种功能发生紊乱，甚至产生疾病。因此，要努力调摄情志，避免大喜大悲、过忧过恐等不良情绪的刺激。

（4）通经穴。人体有两个长寿穴，一个是涌泉，一个是足三里。前者是肾经的重要穴位，经常按摩，有增精益髓、补肾壮阳、强腰壮骨之功效，按摩方法是每晚睡前盘腿而坐，用双手按摩或屈指点压双侧涌泉，至有酸胀感为度，每次50～100下；后者是胃经要穴，可以促进人体对水谷精微的吸收和利用，按摩方法是每晚以指关节按压足三里若干下，既可补脾健胃，又可扶正祛邪。

Part 2

经络外调篇：

敲开健康
的大门

第三章 人体经络与穴位

一 认识人体经络

　　经络的存在对于全身器官的协调运行和平衡等都是不可或缺的。作为人体内网状交织的气血运行通道，有主干和分支之别，包括经脉和络脉两部分，其中纵行的干线称为经脉，由干线分出的至全身各个部位的分支网络称为络脉。

　　其中，经脉以十二经脉为主，络脉以十五络脉为主。它们纵横交贯，遍布全身，将人体内外、脏腑、肢节连成一个有机的整体。经络系统的主要功能作用是：

　　联系脏腑，沟通内外　《黄帝内经·灵枢》指出："夫十二经脉者，内属于腑脏，外络于肢节。"意思是说人体的五脏六腑、四肢百骸、五官九窍、皮肉筋骨等器官组织，之所以能够保持协调统一，并完成正常的生理活动，是依靠经络系统的联络和沟通才得以实现的。经络在人体内纵横交错，通上达下，入里出表，经人体各脏腑组织联系在一起，使人体成为一个有机的整体。经络的联络沟通作用，还反映在其传导功能上。若体表感受病邪或某种刺激，可传导于脏腑；而脏腑的功能失常，也可反映于体表。这些都是经络联络沟通作用的表现。

　　运行气血，营养全身　气血是人体生命活动的物质基础，人体各组织器官只有得到气血的濡养才能维持正常的生理功能。而经络是人体气血运行的通道，将营养物质输布到全身各组织器官，使人体各个脏腑组织得到营养，关节得以通利，筋骨得以濡润。因此，《灵枢·本藏》指出："经脉者，所以行血气而营阴阳，濡筋骨，利关节者也。"

　　抗御病邪，保卫机体　经络"行血气"而使营卫之气密布周身，营气行于脉中，卫气行于脉外。营气在内和调于五脏，濡养全身。卫气充实于络脉，络脉密布于皮部而散布于全身，当外邪侵犯机体时，卫气首先发挥其屏障作用，抗御外邪，保卫机体。如《素问·缪刺论》所说："夫邪客于形也，必先舍于皮毛，留而不去，入舍于孙脉，留而不去，入舍于络脉，留而不去，入舍于经脉，内连五脏，散于肠胃。"

经络系统的组成与分布

经络系统由十二经脉、奇经八脉和十二经筋、十二经别、十二皮部，以及十五络脉和浮络等组成。

在脏腑系统中，人体各组织器官的联系主要依靠纵横全身的"交通"路线，中医称之为经络。这些"交通"路线中，主干为经脉，分支为络脉，总称为"脉"，是走行于体表的气血通路。

经络循行与病症的表现

❶ 手太阴肺经的使用

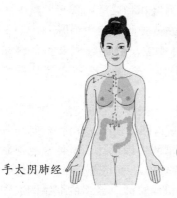

手太阴肺经

经脉循行 起始于中焦胃部，向下络于大肠，回过来沿胃上口，穿过膈肌，入属于肺脏。从肺系——气管、喉咙部横出腋下（中府、云门），下循上臂内侧，走手少阴、手厥阴经之前（天府、侠白），下向肘中（尺泽），沿前臂内侧桡骨边缘（孔最），进入寸口——桡动脉搏动处（经渠、太渊），上向大鱼际部，沿边际（鱼际），出大指的末端（少商）。

其分支：从腕后（列缺）走向食指内（桡）侧，出其末端，接手阳明大肠经。

本经主治 咳嗽，气上逆，喘息气粗，心烦，胸闷，上臂、前臂的内侧前边（经脉所过处）酸痛或厥冷，或掌心发热。

本经穴位 本经共有11个穴位。其中9个穴位分布在上肢掌面桡侧，2个穴位在前胸上部，首穴中府、云门、天府、侠白、尺泽、孔最、列缺、经渠、太渊、鱼际、末穴少商。

❷ 手少阴心经的使用

经脉循行 起自心中，出来后归属于心系（心脏周围的组织），向下通过膈肌，联络小肠。

其分支：从心系向上夹食管连于目；

其直行主干：从心系上肺，向下斜出于腋下，沿上肢内侧后边，至肘中，沿前臂内侧后边，到手掌后豌豆骨突起处进入掌内后边，沿小指桡侧到达其末端。脉气由此与手太阳小肠经相连。

本经主治　主治胸、心、循环系统病症和神经精神方面病症，以及本经脉所过部位之病症。

本经穴位　本经一侧9穴（左右两侧共18穴）。其中8穴分布于上肢掌侧面的尺侧，1穴在侧胸上部。首穴极泉、青灵、少海、灵道、通里、阴郄、神门、少府、末穴少冲。

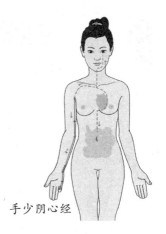

手少阴心经

❸. 手阳明大肠经的使用

经脉循行　从食指末端起始（商阳），沿食指桡侧缘（二间、三间），出第一、第二掌骨间（合谷），进入两筋（拇长伸肌腱和拇短伸肌腱）之间（阳溪），沿前臂桡侧（偏历、温溜、下廉、上廉、手三里），进入肘外侧（曲池、肘髎），经上臂外侧前边（手五里、臂臑），上肩，出肩峰部前边（肩髃、巨骨，会秉风），向上交会颈部（会大椎），下入缺盆（锁骨上窝），络于肺，通过横膈，属于大肠。

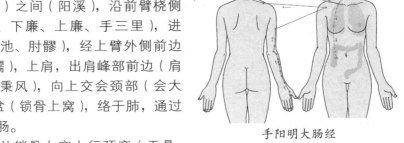

手阳明大肠经

其分支：从锁骨上窝上行颈旁（天鼎、扶突），通过面颊，进入下齿槽，出来夹口旁（会地仓），交会人中部（会水沟）——左边的向右，右边的向左，上夹鼻孔旁（锁骨上窝），络于肺，通过横膈，属于大肠。

本经主治　头面五官疾患、热病、皮肤病、肠胃病、神志病等及经脉循行部位的其他病症。如下牙痛、咽喉肿痛、鼻衄、鼻流清涕、口干、颈肿痛、上肢伸侧前缘及肩部疼痛或运动障碍等。

本经穴位　本经一侧20穴（左右两侧共40穴），其中15穴分布于上肢背面的桡侧，5穴在颈、面部。首穴商阳、二间、三间、合谷、阳溪、偏历、温溜、下廉、上廉、手三里、曲池、肘髎、手五里、臂臑、肩髃、巨骨、天鼎、扶突、口禾髎、末穴迎香。

❹. 手太阳小肠经的使用

经脉循行　起于小指外侧端，沿手背、上肢外侧后缘，过肘部，到肩关节

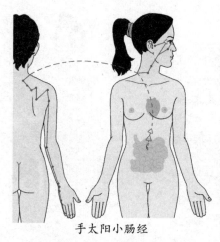

手太阳小肠经

后，绕肩胛部，交肩上（大椎）前行入缺盆，深入体腔，络心，沿食管，穿过膈肌，到达胃下行，属小肠。

其分支：从缺盆出来，沿颈部上行到面颊，至目外眦后，退行进入耳中。

其分支：从面颊部分出，向上行于眼下至目内眦（睛明），交于足太阳膀胱经。

本经主治　腹部小肠与胸、心、咽喉病症，神经方面病症，头、颈、眼、耳病症，热病和本经脉所经过部位的病症。如少腹痛、腰脊痛引睾丸、耳聋、目黄、咽喉肿痛、癫狂及肩臂外侧后缘痛等。

本经穴位　本经共有19个穴位。8个穴位分布在上肢背面的尺侧，11个穴位在肩、颈、面部。首穴少泽、前谷、后溪、腕骨、阳谷、养老、支正、小海、肩贞、臑腧、天宗、秉风、曲垣、肩外俞、肩中俞、天窗、天容、颧髎、末穴听宫。

⑤ 手厥阴心包经的使用

经脉循行　起于胸中，出属心包络，向下穿过膈肌，依次络于上、中、下三焦。

其分支：从胸中分出，沿胸浅出胁部至腋下10cm处（天池），向上至腋窝下，沿上肢内侧中线入肘，过腕部，入掌中（劳宫），沿中指桡侧，出中指桡侧端（中冲）。

其分支：从掌中分出，沿无名指出其尺侧端（关冲），交于手少阳三焦经。

本经主治　主治胸、心等循环系统病症，神经精神方面病症及本经脉所过部位之病症。

本经穴位　本经一侧9穴（左右两侧共18穴）。其中8穴分布于上肢掌面的正中线上，1穴在前胸上部。首穴天池、天泉、曲泽、郄门、间使、内关、大陵、劳宫、末穴中冲。

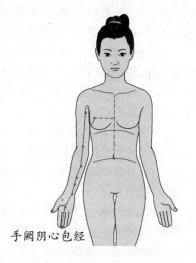

手厥阴心包经

⑥ 手少阳三焦经的使用

经脉循行　手少阳三焦经，起于无名指尺侧端（关冲），向上沿无名指尺侧至手腕背面，上行尺骨、桡骨之间，过肘尖，沿上臂外侧中线至肩部，向前行入缺盆，布于胸中（膻中），散络心包，穿过膈肌，依次属上、中、下三焦。

其分支：从膻中分出，上行出缺盆，至肩部，左右交会于大椎，上行到项，沿耳后（翳风），直出耳上角，然后屈曲向下经面颊至目眶下。

其分支：从耳后分出，进入耳中，出走耳前，经上关前，在面颊部与前一分支相交，至目外眦（瞳子髎），交于足少阳胆经。

本经主治 主治胸、心、肺、咽喉病症，某些热性病症和本经经过部位之病症。

本经穴位 本经一侧面23穴（左右两侧共46穴），其中13穴分布于上肢背面的正中线上，10穴在颈、侧头部。首穴关冲、液门、中渚、阳池、外关、支沟、会宗、三阳络、四渎、天井、清冷渊、消泺、臑会、肩髎、天髎、天牖、翳风、瘈脉、颅息、角孙、耳门、耳和髎、末穴丝竹空。

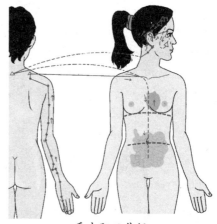

手少阳三焦经

❼ 足阳明胃经的使用

经脉循行 起于鼻翼旁（迎香），夹鼻上行，左右侧于鼻根部交会，旁行入目内眦，相交于足太阳经，向下沿鼻柱外侧，入上齿中，退回夹口两旁，环绕嘴唇，在颏唇沟承浆穴处左右相交，退回沿下颌骨后下缘到大迎穴处，沿下颌角上行过耳前，经过上关穴，沿发际，到额前。

其分支：从大迎穴前方下行到人迎穴，沿喉咙向下后行至大椎，折向前行，入缺盆，深入体腔，下行穿过膈肌，属胃，络脾。

直行者：从缺盆出体表，沿乳中线下行，夹脐两旁（旁开2寸），下行至腹股沟处的气街穴。

其分支：从胃下口幽门处分出，沿腹腔内下行到气街穴，与直行之脉会合，而后下行大腿前侧，至膝膑，沿下肢胫骨前缘下行至足背，入足第二趾外侧端（厉兑）。

其分支：从膝下3寸处（足三里）分出，下行入中趾外侧端。

其分支：从足背上冲阳穴分出，前行入足大趾内侧端（隐白），交于足太阴脾经。

本经主治 主治肠胃等消化系统、神经系统、呼吸系统、循环系统某些病症，咽喉、头面、口、牙、鼻等器官病症，以及本经脉经过

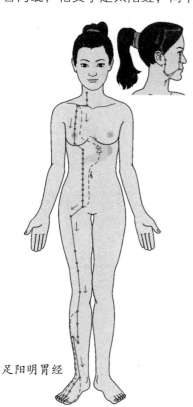

足阳明胃经

部位之病症。

本经穴位 本经一侧45穴（左右两侧共90穴），其中15穴分布于下肢的前外侧，30穴在腹、胸部与头面部。首穴承泣、四白、巨髎、地仓、大迎、颊车、下关、头维、人迎、水突、气舍、缺盆、气户、库房、屋翳、膺窗、乳中、乳根、不容、承满、梁门、关门、太乙、滑肉门、天枢、外陵、大巨、水道、归来、气冲、髀关、伏兔、阴市、梁丘、犊鼻、足三里、上巨虚、条口、下巨虚、丰隆、解溪、冲阳、陷谷、内庭、末穴厉兑。

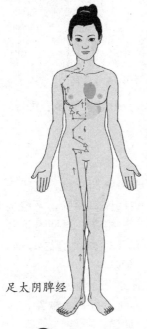

足太阴脾经

8. 足太阴脾经的使用

经脉循行 足太阴脾经起于大趾内侧端（隐白），沿内侧赤白肉际，上行过内踝的前缘，沿小腿内侧正中线上行，在内踝上8寸处，交出足厥阴肝经之前，上行沿大腿内侧前缘，进入腹部，属脾，络胃。向上穿过膈肌，沿食管两旁，连舌本，散舌下。

其分支：从胃别出，上行过膈肌，注入心中，交于手少阴心经。

本经主治 主治脾、胃等消化系统病症，泌尿生殖系统病症，以及本经脉经过部位之病症。

本经穴位 本经一侧21穴（左右两侧共42穴），其中11穴分布于下肢内侧面的前部，10穴分布于侧胸腹部。首穴隐白、大都、太白、公孙、商丘、三阴交、漏谷、地机、阴陵泉、血海、箕门、冲门、府舍、腹结、大横、腹哀、食窦、天溪、胸乡、周荣、末穴大包。

9. 足少阴肾经的使用

经脉循行 足少阴肾经起于足小趾下，斜行于足心（涌泉），出行于舟骨粗隆之下，沿内踝后，分出进入足跟，向上沿小腿内侧后缘，至腘内侧，上股内侧后缘，入脊内（长强）穿过脊柱，属肾，络膀胱。

直行者：从肾上行，穿过肝和膈肌，进入肺，沿喉咙，到舌根两旁。

其分支：从肺中分出，络心，注于胸中，交于手厥阴心包经。

本经主治 主治泌尿生殖系统、神经精神方面病症，呼吸系统、消化系统和循环系统某些病症，以及本经脉经过部位的病症。

本经穴位 本经一侧27穴（左右两侧共54穴），其中10穴分布于下肢内侧面的后部，余17穴分列于胸

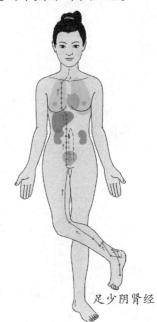

足少阴肾经

腹部任脉两侧。首穴涌泉、然谷、太溪、大钟、水泉、照海、复溜、交信、筑宾、阴谷、横骨、大赫、气穴、四满、中注、肓俞、商曲、石关、阴都、腹通谷、幽门、步廊、神封、灵墟、神藏、彧中、末穴俞府。

⑩ 足太阳膀胱经的使用

经脉循行 足太阳膀胱经起于目内眦，向上到达额部，左右交会于头顶部（百会）。

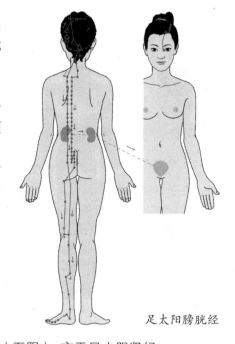

足太阳膀胱经

其分支：从头顶部分出，到耳上角部。

直行者：从头顶部分别向后行至枕骨处，进入颅腔，络脑，回出分别下行到项部，下行交会于大椎穴，再分左右沿肩胛内侧、脊柱两旁，到达腰部（肾俞），进入脊柱两旁的肌肉（膂），深入腹腔，络肾，属膀胱。

其分支：从腰部分出，沿脊柱两旁下行，穿过臀部，从大腿后侧外缘下行至腘中（委中）。

其分支：从项分出下行，经肩胛内侧，从附分穴下行至髀枢，经大腿后侧至腘窝中与前一支脉会合，然后下行穿过腓肠肌，出走于足外踝后，沿足背外侧缘至小趾外侧端（至阴），交于足少阴肾经。

本经主治 主治泌尿生殖系统、神经精神系统、呼吸系统、循环系统、消化系统病症和热性病，以及本经脉经过部位的病症。

本经穴位 本经一侧67穴（左右两侧共134穴），其中49穴分布于头面部、项部和背腰部之督脉的两侧，余18穴则分布于下肢后面的正中线上及足的外侧部。首穴睛明、攒竹、眉冲、曲差、五处、承光、通天、络却、玉枕、天柱、大杼、风门、肺俞、厥阴俞、心俞、督俞、膈俞、肝俞、胆俞、脾俞、胃俞、三焦俞、肾俞、气海俞、大肠俞、关元俞、小肠俞、膀胱俞、中膂俞、白环俞、上髎、次髎、中髎、下髎、会阳、承扶、殷门、浮郄、委阳、委中、附分、魄户、膏肓、神堂、譩譆、膈关、魂门、阳纲、意舍、胃仓、肓门、志室、胞肓、秩边、合阳、承筋、承山、飞扬、跗阳、昆仑、仆参、申脉、金门、京骨、束骨、足通谷、末穴至阴。

⑪ 足少阳胆经的使用

经脉循行 足少阳胆经起于目外眦（瞳子髎），上至头角（颔厌），再向下到耳后（完骨），再折向上行，经额到眉骨上（阳白），又向后折至风池穴，沿颈下行至肩上，左右交会于大椎穴，前行入缺盆。

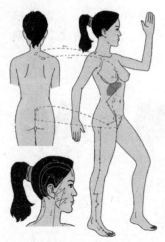

足少阳胆经

其分支：从耳后进入耳中，出走于耳前，至目外眦后方。

其分支：从目外眦分出，下行至大迎穴，同手少阳经分布于面颊部的支脉相合，行至目眶下，向下经过颊角部下行至颈部，与前脉会合于缺盆后，进入体腔，穿过膈肌，络肝，属胆，沿胁里浅出气街，绕毛际，横向至环跳穴处。

直行者：从缺盆下行至腋，沿胸侧过季胁，下行至环跳穴处，与前脉会合，再向下沿大腿外侧，膝关节外缘，行于腓骨前面，直下至腓骨下端，浅出外踝之前，沿足背行出于足第四趾外侧端（足窍阴）。

其分支：从足背（足临泣）分出，前行出足大趾外侧端，折回穿过爪甲，分布于足大趾爪甲后丛毛处，交于足厥阴肝经。

本经主治　主治胸胁、肝胆病症，热性病、神经系统病症和头侧部、眼、耳、咽喉病症，以及本经脉所经过部位之病症。

本经穴位　本经一侧44穴（左右两侧共88穴）。其中15穴分布于下肢的外侧面，29穴分布于臀、侧胸、侧头等部位。首穴瞳子髎、听会、上关、颔厌、悬颅、悬厘、曲鬓、率谷、天冲、浮白、头窍阴、完骨、本神、阳白、头临泣、目窗、正营、承灵、脑空、风池、肩井、渊腋、辄筋、日月、京门、带脉、五枢、维道、居髎、环跳、风市、中渎、膝阳关、阳陵泉、阳交、外丘、光明、阳辅、悬钟、丘墟、足临泣、地五会、侠溪、末穴足窍阴。

12. 足厥阴肝经的使用

经脉循行　足厥阴肝经起于足大趾爪甲后丛毛处，向上沿足背至内踝前1寸处（中封），向上沿胫骨内缘，在内踝上8寸处交出足太阴脾经之后，上行过膝内侧，沿大腿内侧中线进入阴毛中，绕阴器，至小腹，夹胃两旁，属肝，络胆，向上穿过膈肌，分布于胁肋部，沿喉咙的后边，向上进入鼻咽部，上行连接目系，出于额，上行与督脉会于头顶部。

其分支：从目系分出，下行于颊里，环绕在口唇内。

其分支：从肝分出，穿过膈肌，向上注入肺中，交于手太阴肺经。

本经主治　主治泌尿生殖系统病症、神经系统病症、肝胆病症、眼病及本经脉经过部位之病症。

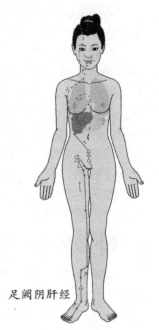

足厥阴肝经

本经穴位　本经一侧14穴（左右两侧共28穴），其中12穴分布于下肢内侧，其余2穴位于腹部及胸部。

首穴大敦、行间、太冲、中封、蠡沟、中都、膝关、曲泉、阴包、足五里、阴廉、急脉、章门、末穴期门。

⑬ 奇经八脉的使用

奇经八脉是督脉、任脉、冲脉、带脉、阴维脉、阳维脉、阴跷脉、阳跷脉的总称。因其与十二正经不同，既不直属脏腑，又无表里配合关系，"别道奇行"，因此称为"奇经"。开通奇经，人会感到周身气血通畅，精力充沛。李时珍《奇经八脉考》中指出："凡人有此八脉，俱属阴神闭而不开，惟神仙以阳气冲开，故能得道，八脉者先天之根，一气之祖。"

（1）冲脉

经脉循行　起于胞中，下出会阴，并在此分为三支：一支沿腹腔前壁，夹脐上行，与足少阴经相并，散布于胸中，再向上行，经咽喉，环绕口唇；一支沿腹腔后壁，上行于脊柱内；一支出会阴，分别沿股内侧下行到足大趾间。

主治病症　小腹疼痛、月经疾患、气上冲心、胸脘满闷。

经脉穴位　会阴（任脉）、气冲（足阳明经）、横骨、大赫、气穴、四满、中注（足少阴经）、阴交（任脉）、肓俞、商曲、石关、阴都、通谷、幽门，共14穴。

（2）带脉

经脉循行　起于季胁，斜向下行到带脉穴，绕身一周，并于带脉穴处再向前下方沿髋骨上缘斜行到少腹。

主治病症　月经不调、赤白带下、胸腹胀满、腰冷如坐水中。

经脉穴位　带脉（带脉同名穴位）、五枢、维道（均属足少阳经）共3穴，左右共6穴。

（3）阴维脉

经脉循行　起于小腿内侧，沿大腿内侧上行到腹部，与足太阴经相合，过胸部，与任脉会于颈部。

主治病症　心痛、忧郁。

经脉穴位　筑宾（足少阴经）、府舍、大横、腹哀（足太阴经）、期门（足厥阴经）、天突、廉泉（任脉）。

（4）阳维脉

经脉循行　起于足跟外侧，向上经过外踝，沿足少阳经上行髋关节部，经胁肋后侧，从腋后上肩，至前额，再到项后，合于督脉。

主治病症　恶寒发热、腰痛、肢体乏力。

经脉穴位　金门（足太阳经）、阳交（足少阳经）、臑俞（手太阳经）、天髎（手少阳经）、肩井（足少阳经）、头维（足阳明经）、本神、阳白、头临泣、目窗、正营、承灵、脑空、风池（足少阳经）、风府、哑门（督脉）。

（5）阴跷脉

经脉循行　起于足舟骨后方，上行内踝的上面，直上沿大腿内侧，经过阴部，向上沿胸部内侧，进入锁骨上窝，上经人迎的前面，过颧部，到目内眦，与足太阳经和阳跷脉相会合。

主治病症　多眠、癃闭。

经脉穴位　照海、交信（足少阴经）、睛明（足太阳经）。

（6）阳跷脉

经脉循行　起于足跟外侧，经外踝上行腓骨后缘，沿股部外侧和胁后上肩，过颈部上夹口角，入目内眦，与阴跷脉会合，再沿足太阳经上额，与足少阳经合于风池。

主治病症　目痛从内眦始、不眠。

经脉穴位　申脉、仆参、跗阳（足太阳经）、居髎（足少阳经）、臑俞（手太阳经）、肩髃、巨骨（手阳明经）、天髎（手少阳经）、地仓、巨髎、承泣（足阳明经）、睛明（足太阳经）。

⑭ 任督脉的使用

任督两脉原属于奇经八脉，但奇经八脉中的冲脉、带脉、阳跷脉、阴跷脉、阳维脉、阴维脉六脉都寄附于十二经与任、督脉之中，只有任、督二脉具有明确的腧穴，因此医家将其与十二经相提并论，合称为"十四经"。任脉主血，为阴脉之海，具有调节全身诸阴经经气的作用；督脉主气，为阳脉之海，具有调节全身阳经经气的作用。可见，任督两脉分别对十二正经中的手足六阴经脉与六阳经脉起主导作用。十二正经气血充盈，就会流溢于任督两脉；相反，任督两脉气机旺盛，也会循环作用于十二正经，因此有"任督通则百脉皆通"之说。

（1）任脉

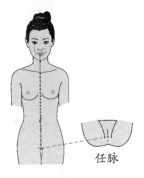

任脉

经脉循行　起于小腹内，下出会阴，向上行于阴毛部，沿着腹内，向上经过关元等穴，到达咽喉部，再上行环绕口唇，经过面部，进入目眶下。

主治病症　腹、胸、项、头、面等局部病症，以及相应内脏器官疾病。少数俞穴有强壮作用，可治疗神志病。

经脉穴位　会阴、曲骨、中极、关元、石门、气海、阴交、神阙、水分、下脘、建里、中脘、上脘、巨阙、鸠尾、中庭、膻中、玉堂、紫宫、华盖、璇玑、天突、廉泉、承浆共24穴。

（2）督脉

经脉循行　起于小腹内，下出会阴，后行于腰背正中，循脊柱上行，经项部至风府穴，进入脑内，再回出上至头项，沿头部正中线，经头顶、额部、鼻部、上唇，到唇系带处。

主治病症　脊柱强直、角弓反张、头重痛、项强、眩晕、癫痫、癃闭、遗溺、痔、妇女不孕等。

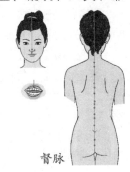

督脉

经脉穴位 长强、腰俞、腰阳关、命门、悬枢、脊中、中枢、筋缩、至阳、灵台、神道、身柱、陶道、大椎、哑门、风府、脑户、强间、后顶、百会、前顶、囟会、上星、神庭、素髎、水沟、兑端、龈交共28穴。

四、导引按摩VS现代医学

按摩术是用手按摩皮肤肌肉，促进血液循环、调整神经功能和人体机制的祛病延年术。最早记载此术的是《黄帝内经·素问》，其中《其气形志》篇有"治之以按摩、醪酒"，《调经论》有"按摩无释"等语。后来道教将此术和导引、咽津、行气、存思等相结合用以祛病养生。按摩与导引等术的作用一样，虽不如道书所说的能使人长生，但确实有疏通经络、调和气血、平衡阴阳的作用，并最终达到除病延年的效果。

在现代医学中虽然没有按摩导引，但也明确证实了按摩可以使毛细血管扩张，使静脉血液回流加快，提高身体各组织间氧的利用率，促进营养物质的吸收和废物的排泄。同时，还可加强肌肉纤维的活动能力，促进淋巴运行，从而使全身精力充沛，达到增强抵抗力、减少疾病的目的。因此，导引按摩作为我国传统养生方法更应该得到提倡和重视。

第四章

通经络，好生活

《黄帝内经》说："经脉者，人之所以生，病之所以成，人之所以治，病之所以起。"认为经络的通畅与否和人体的健康有着重要的联系，具有"行血气、营阴阳"，"决死生、处百病"的重大作用。

一 经络导引法

（一）五禽戏

五禽戏是由汉代名医华佗发明的一套经络仿生导引养生法，它模仿虎、鹿、熊、猿、鸟五种禽兽的动作并将其组编在一起，老少皆宜，特别适合于中老年人，具有养精神、调气血、益五脏、活筋骨的作用，经常练习可达到祛病强身、益寿延年的效果。

1. 虎戏

预备姿势：两脚后跟靠拢成立正姿势，两臂自然下垂，双眼平视前方，舌尖轻轻抵住上腭，全身放松，意守命门。

（1）左式

① 两腿屈膝下蹲，重心移至右腿，左脚呈虚步，脚尖点地、靠于右脚内踝，同时双手握拳提至腰两侧，拳心向上，眼看左前方。

② 慢慢吸气，两拳掌心向内沿胸慢慢上举，至口前面时呼气，拳向外翻变掌向前推出，与胸齐，掌心向前；同时，左

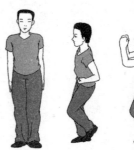
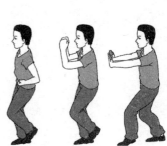

左式

脚向左前方斜进一步，右脚跟进半步，重心落于右腿，左脚尖虚步点地，眼看左手指尖。

（2）右式

① 左脚向前迈出半步，右脚随之跟至左脚内踝处，重心位于左腿，右脚掌虚步点地，两腿屈膝，同时两掌变拳撤至腰两侧，拳心向上，眼看右前方。

② 与左式②同，唯左右相反。如此反复左右虎扑，次数不限。

提醒：在练习虎戏时，手足的动作要与虎戏协调一致，双手翻掌向外按出时，双脚同时向前进步，此时应稍加用力，且速度稍快。

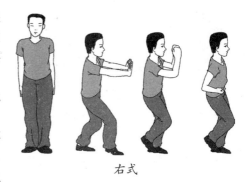

右式

❷ 熊戏

预备姿势：身体自然站立，两脚平行分开与肩同宽，双臂自然下垂，两眼平视前方，全身放松，呼吸均匀，意守中宫。

（1）左式

随呼气，左脚向左前方缓缓迈出半步，身体以腰为轴稍微左转，左肩向后外方舒展，臂肘微屈。同时，屈右膝，随上体的转动，右臂向前下方晃动，手臂亦随之下垂，身体重心在右腿上。

（2）右式

动作与左式相同，唯左右方向相反。如此反复左右晃动，次数不限。

提醒：意守中宫，气沉丹田，模仿熊体笨、力大的动作，动作要沉稳缓慢。

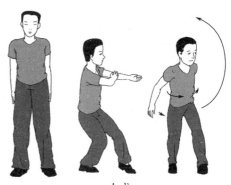

左式　　　右式

❸ 鹿戏

预备姿势：身体自然直立，两腿直立并与肩同宽，两臂自然下垂，两眼平视前方，放松全身，呼吸调匀，意守尾闾（尾骶部）。

（1）左式

① 右腿屈膝，身体后坐，左腿前伸，左膝微屈，左脚虚踏；左手前伸，左臂微屈，左手掌心向右，右手置于左肘内

左式

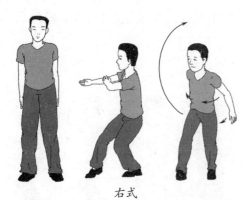

右式

侧，右手掌心向左，即两手掌心相对。

② 逆时针方向旋转腰、胯、尾闾，同时两臂在身前做逆时针方向旋转，手臂绕大环，尾闾绕小环，即"鹿运尾闾"之意。久而久之，过渡到以腰胯、尾骶部的旋转带动两臂的旋转。

（2）右式

动作与左式相同，唯方向左右相反，绕环旋转方向亦有顺逆不同。

提醒：练习鹿戏时手臂旋转要靠腰胯旋转来带动，而不是肩关节的活动。

❹ 猿戏

预备姿势：脚跟靠拢成立正姿势，两臂自然下垂，两眼平视前方，放松全身，口微闭，舌抵上腭，呼吸调匀，意守中宫（脐内）。

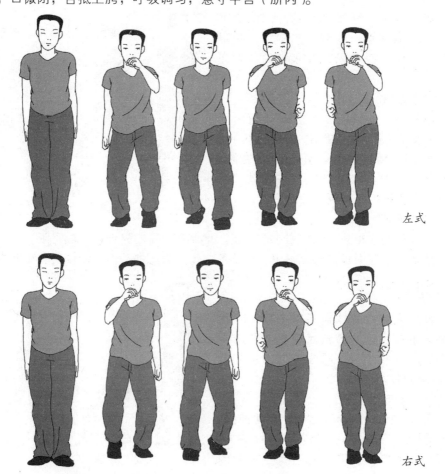

左式

右式

（1）左式

①两腿慢慢向下弯曲，身体重心放在右腿，左脚向前轻灵迈出，同时左手沿胸前上举至口平处向前如取物样探出，将达终点时，手掌撮拢成爪，手腕自然下垂，身体重心移至左脚。

②右脚向前轻灵迈出，身体重心逐渐移至右脚，左脚随至右脚内踝处，脚掌虚步点地。同时右手沿胸前至口平处时向前如取物样探出，将达终点时，手掌撮拢成爪，手腕自然下垂。左手同时收至左肋下。

③身体后坐，身体重心由右腿逐渐转移至左腿，左脚向后退步，踏实，右脚随之退至左脚内踝处，脚掌虚步点地，同时左手沿胸前至口平处向前如取物样探出，手掌撮拢成爪，手腕亦随之自然下垂。右手同时收回至右肋下。

（2）右式

动作与左式相同，唯左右方向相反。先左后右，再先右后左，反复多次练习。

提醒：练习猿戏时，要意守中宫，吸气时要闭嘴，自齿缝微微吸气；呼气时，自口缓缓呼出。肢体要灵活，精神要宁静。

5. 鸟戏

预备姿势：两脚平行站立，两臂自然下垂，两眼平视前方，意守气海。

（1）左式

①左脚向前迈进一步，右脚随之跟进半步，右脚尖虚点地，同时两臂慢慢从身前抬起，掌心向上，与肩平时两臂向左右侧方举起，随之深吸气。

②右脚前进与左脚相并，两臂自左右两侧下落，掌心向下，同时屈膝下蹲，两臂在膝下相交，掌心向上，随之深呼气。

（2）右式

动作与左式相同，唯左右方向相反。可连续做多次。

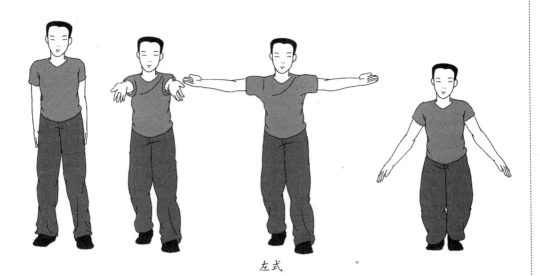

左式

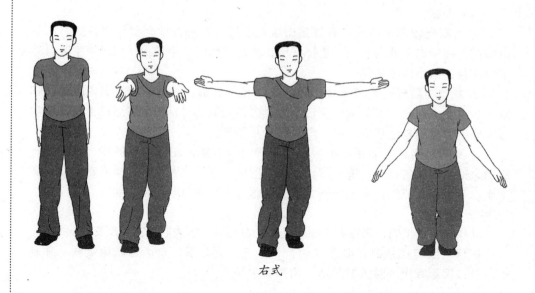

右式

提醒：练习鸟戏时，要做到意守气海，动作与呼吸要协调，伸展时吸气，屈体时呼气。

（二）老人导引养生

老人导引法出自清代曹庭栋的《老老恒言》，是一套专门用以防治老年性疾病的自我保健功法。全套功法由卧功、立功组成，动作简单，易学易练，适于老年人及体弱者修炼。

注意事项：练习时，动作幅度要由小渐大，不可过分用力，各节练习次数以不超负荷为宜；须在饭后至少半小时以后才能开始练习；练习前，可适当做些叩齿、咽津等相关动作。

1.卧功

预备姿势：取仰卧位。

①伸直两脚，十趾向上竖立；两臂向上伸直，十指朝天，掌心相对，距离30～50cm。然后双手及整个身体向左右侧摆动数遍。

②伸直右腿，左腿前屈，双手挽左脚，向右肋下方引拉数遍；然后伸直左腿，右腿前屈，双手挽右脚，向左肋下方引拉数遍，左右交替进行。

③两膝向上弯曲，膝头相并，两足外展，两手各挽同侧足，用力向外挽数次。

④伸左脚，屈右膝竖起，膝头向上，两手勾住右足底，用力向上顶，使右膝贴胸；然后勾左足，左右交替进行，轮流做数遍。

⑤伸直两脚，两手分别握住左右大拇指，头及上身抬起，以两手肘作支架，使腰部向上稍挺起离床面，并使腰部左右摇动数次。

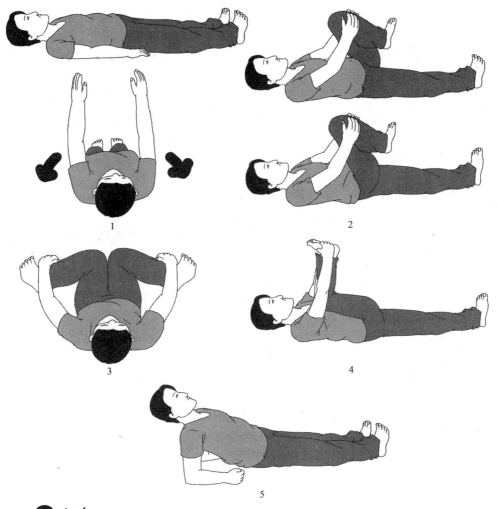

1

2

3

4

5

2. 立功

预备姿势：取直立位，且要立正。

① 两手背各按住左右腰部，先抬起左足在空中摇曳数遍，然后抬起右足在空中摇曳数遍。

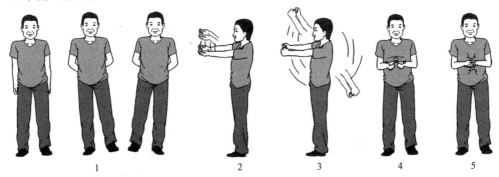

1　　　　　　2　　　3　　　4　　　5

②仰面挺胸，两臂向前伸直，手掌相并，掌心朝上，如抬重物般向上抬高至与头平，连续数次。

③两臂侧平举，两手握住大拇指呈虚握拳状，然后两臂做顺、逆时针方向转摇各数十遍。

④两臂自然下垂，两手指靠近小腹前，两拇指尖横直相顶，另八指呈半握拳，用两拇指如提重物般耸动肩臂数次。

⑤两手掌伸开，一臂伸直向前，如托重物，另一臂向下伸直如按压重物，左右交替进行数次。

3. 坐功

预备姿势：取自然盘坐位。

①两手相互摩擦至热，然后以手掌掌心如洗脸状摩擦面部，眼眶、鼻梁、耳根各处皆摩数遍，以面觉微热为度。

②伸腰，两手放置膝头，两眼随头左右顾盼，如摇头状，进行数十遍。

③伸腰，两臂用力，如拉硬弓姿势，左右交替进行数十遍。

④伸腰，两手仰掌置于小腹部，肘关节用力伸直。同时上举，如托举千斤重物，数遍。

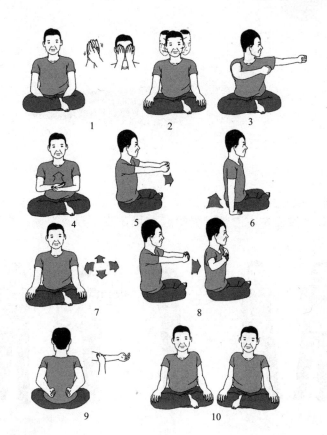

⑤ 伸腰，两手四指握住拇指成拳，然后同时向前用力冲，拳心相对，如做冲拳运动，数十遍。

⑥ 两手掌支撑于身体两侧后，使臀部微微举起，以腰带动臀部摆动，数遍。

⑦ 伸腰，两手安置膝头，腰部前后、左右交替扭转数十遍。

⑧ 伸腰，两手开掌，十指交叉，两肘拱起，掌按胸前，反掌推出，覆掌挽回数次。

⑨ 两手四指握大拇指成拳，反身捶击腰背；然后左右交替捶击上下肢，以舒畅为度。

⑩ 两手按膝头，两肩前后扭转，使关节咯咯作响，背觉微微发热为度。

老人导引法可全套练习，用于养生保健，也可以针对病症选择几节。如头面疾病可选坐功第一节；颈项疾病可选立功第二节，坐功第二节；上肢疾病可选立功第二、第三节，坐功第三、第四、第五节；肩背疾病可选立功第四节，坐功第三、第四、第十节；腰部疾病可选卧功第五节，坐功第六、第七、第九节；下肢疾病可选卧功第一至第四节，立功第一节，坐功第九节等。

二 经络按摩法

（一）正确找到穴位

使用经络穴位，最重要的是要找对地方，做到有的放矢，才能收到效果。下面我们就介绍两点大家都能使用的、可以简便找到穴位的方法。

1. 找反应

找反应实际上找的是穴位的反应，当我们的身体出现异常的时候，相应的穴位就会出现相应的反应。通常这些反应有以下几种。

压痛：用手压时有痛感；

硬结：用手指触摸时，穴位处有硬结；

敏感：当我们身体异常时，稍微一刺激，相应穴位处的皮肤就会有刺痒的感觉；

色素沉着：相应的穴位处有时还会出现黑痣或者斑点等色素沉着现象；

温度变化：穴位处的皮肤会与周围的皮肤产生温度差，或发凉或发烫。

这几点反应都是很明显的，在找穴位之前不妨先压一压、捏一捏皮肤，如果感觉有上述反应，那就说明你找对穴位了。

2. 记分寸

记分寸的方法就是"同身寸"。中医讲的"寸"，并不是用尺子量的，而是以我们身体的某个指标制定的，不同的人，"寸"的长度也不同。那么什么是"同身寸"呢？"同身寸"就是用自己的手指作为找穴的尺度：大拇指指间关节的宽度为"一寸"；四指并拢，以中指中节横纹处为准，四指横量为"三寸"。有了这个方法，我们就可以用自己的手指轻松地找到穴位了。

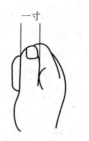
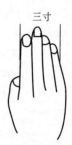

一寸　　　三寸

3. 看骨骼

如果我们知道身体中的某一部位有什么骨骼，那么找起穴位来就更容易了。比如，低头时，颈后部正中间突出来的那块骨头就是第七颈椎，接下来的凸骨就是第一胸椎；还有，两边肩胛骨的最下端与第七胸椎骨的突起在同一条线上，就是常说的"平第七胸椎"；腰的左右两侧各突出一块骨头，也就是我们系腰带的地方，这块骨头与第四腰椎的突起在一条线上。我们身体里有很多"标志性"的骨头，平时不妨多记一些，对找穴位会有很大的帮助。

（二）按压穴位时的心理准备与呼吸节律

要使穴位按压收到理想的效果，应将全部意念集中，但如果将全部力量加在穴位上却往往适得其反。为了能够收到好的按压效果，在进行穴位按压时，首先要深呼吸，将整个身心放松，然后将意识集中到穴位上，最好一边按压穴位，一边暗念"经络和穴位正在慢慢变热"、"经络中的气血运行正常了"、"身体渐渐便轻松了"等。比如，一边将手放到腹部，一边想着腹部温暖起来。这样，你就能够感到腹部真的温暖了。按压穴位也是一样的，将意念集中，心中默念疾病好转，就会使穴位刺激的效果大大提高。

除了意念，按压穴位时还要讲究呼吸节律。这是因为一般人吸气时肌肉紧张僵硬，而呼气时则身体放松。如果在吸气时按压穴位，会导致肌肉疼痛。所以在按压穴位时应将空气徐徐吐出，而在放开按的手时则应慢慢吸气。另外，按压时要慢慢将力量渗透，然后再缓慢松开，不要一直用力按压。通常，用力按压的时间一般3～5s较为合适，然后再用3～5s抬起，这样反复5～10次。全身按压的时间一般可控制在20min左右，时间太长或次数太多反而会影响气血运行，如果感觉刺激量不够，可分早晚进行。

（三）经穴按摩时要注意些什么

按摩看上去是很简单，但有很多注意事项。

① 按摩前禁止吸烟。香烟中的有害物质多达40～200种，特别是其中的尼古丁更是剧毒物质。如果在按摩前吸烟，尼古丁就会随着按摩进入体内，造成交感神经紧张，血管收缩，血液循环不畅，影响按摩疗效。

② 应在呼气时刺激穴位。呼气时，肌肉松弛而柔软，此时给予刺激，不仅可以减少疼痛感，还利于传导，因此能够取得更好的效果。

③ 手法要求。按摩时，手法要熟练，力度要适中，先轻后重，由浅入深，

不能使用暴力或蛮劲，否则，不但起不到保健作用，还可能损伤皮肤和筋骨。另外，不同的身体部位，按摩手法和力度也不尽相同，比如，腰臀部力度可以大些，前胸、腹部力度要小一些。如果被按摩者是青壮年，力度可以稍大些，而如果被按摩者是老人、儿童或者是体质较弱者，力度就应当小一些。

④ 按摩环境。按摩时一定要注意选择合适的环境，比如，在夏季，应在空气流通、气温适中的环境中进行；而在冬季，应在温暖的环境中进行，要求按摩者的双手一定是热的，以防被按摩者受凉。除此，在按摩的时候，被按摩者有时候容易睡着，要注意用毛巾盖好，防止受凉。

⑤ 按摩的时间选择。按摩的时间一般每次以20～30min为宜，按摩次数以12次为1个疗程。另外，以下两种情况不宜进行按摩：一是被按摩者大喜、大怒、大悲、大恐等情绪较为激动的时候；二是饱饭之后不宜立即按摩，而应在饭后2h左右在进行按摩。

（四）按摩的禁忌证

按摩的确可以起到保健作用，但是这并不意味着任何情况都可以按摩，当身体出现下列状况时则不宜按摩保健：

① 感染化脓的体表部位不能进行按摩；

② 发生癌变的部位不能进行按摩，以免癌细胞扩散；

③ 皮肤被烫伤或者皮肤划伤出血的地方不能进行按摩，以免影响皮肤愈合；

④ 身体患有传染性疾病并处于急性传染期时不能进行按摩，如肝炎、霍乱、皮肤病等；

⑤ 妇女怀孕或者月经期腹部按摩时一定要注意手法，切忌使用重手法按摩；

⑥ 大运动量过后或饥饿时不宜进行按摩，以免发生晕厥；

⑦ 高血压患者以及患有严重心脏病的老年患者按摩时不能使用重手法；

⑧ 患有急性感染性疾病或者发热性疾病时不能进行按摩；

⑨ 肾炎患者进行按摩时不能采用重手法按摩腰部脊柱两侧的肾区。

 足疗足浴

（一）什么是足疗

所谓足疗，就是运用中医原理，集检查、治疗和保健为一体的无创伤自然疗法。连接人体脏腑的12条经络中有6条经络起止于足部，是足三阴经之始，足三阳经之终；双脚还分布有多个穴位并与内外环境相通，整个足部有60～70个穴位；如果将双脚合并，脚底就能呈现出一个完整的人体结构图。因此，有人说足部是人体的"第二心脏"，是人体的阴晴表，能够很准确地反映人体的健康状况。

足疗包括两部分：足浴和足部按摩。目前这种无创伤自然足疗方法，深受人们喜爱。通过对足部的刺激（既包括足部按摩，也包括足浴），不仅可以促进局部血液循环、维持阴阳平衡、加快新陈代谢，还能通过经络传导、神经反射、体液调节，改善自身组织器官的生理功能，增强机体免疫能力，从而达到防病治病的目的，同时还可以起到强身健体的作用。

（二）足部六大反射区

足部有六大反射区：肾上腺反射区、腹腔神经丛反射区、肾反射区、输尿管反射区、尿道反射区、膀胱反射区，它们是每次足部按摩都必须选择的反射区，被称之为足部按摩的基本反射区，能够增强排泄功能，将代谢"毒素"或有害物质排出体外。

❶ 肾上腺反射区

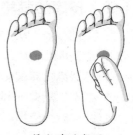

该反射区位于双脚掌第2、第3趾骨之间，足掌"人"字形交叉点后方凹陷处。按摩该反射区可以补肾益精、活血祛风、抗过敏、抗休克。

按摩方法：单食指扣拳法，用右手食指背侧之间关节突出部向第2、第3趾骨颈之间缓慢顶入，以出现酸胀感为宜，停留10～20s后再缓慢放松。逐次加力，直至出现微痛，做5次，或用握足扣指法，按揉5次。

肾上腺反射区

注意事项：左手握足背加以扶持并协助用力，不要改变方向；右手食指第一指间关节垂直顶入，不要捻转；顶入的部位要遵循宜外勿内、宜后勿前的原则；用力要适度，以放松时感到舒适为度；按压时，节奏稍慢，渗透力强，以出现酸、胀、痛感为宜。

❷ 腹腔神经丛反射区

该反射区位于双脚掌中心，第2、第3、第4趾骨之间的中央区域，肾反射区的周围；或以肾反射区为圆心，大小不超出第2、第3、第4趾骨的一个圆。按摩该反射区可以调理三焦。

按摩方法：双指扣拳法或单食指扣拳法进行按摩。用双指扣拳法由上向下刮压；用单食指扣拳法时，右手食指中节要从两侧沿半圆画弧向下刮压。按摩手法要稍慢些，力度要均匀，由轻逐渐加重做5次。辅助手要扶持于足背并给予反方向的作用力，双手动作要配合默契。

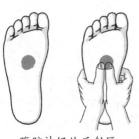

腹腔神经丛反射区

注意事项：用拇指指腹向前推腹腔神经丛反射区，遇气体说明患者有自主神经紊乱、神经性呕吐、腹胀、打嗝、严重消化不良或心律失常等疾病，若有颗粒物，可能患有上述疾病，也可能是有肾脏疾病。

③. 肾反射区

该反射区位于双脚掌第2、第3趾骨近端，相当于脚掌"人"字纹交叉点下方的凹陷处，从肾上腺反射区向后延伸约1寸的范围即为肾反射区。按摩该反射区可补肾益精、醒神通窍、清热利湿、温经通淋、壮阳。

按摩方法：用单食指扣拳法或握足扣指法。右手食指中节由足趾向足跟方向，按照长约1寸的距离按摩5次，按摩节奏要慢，渗透力要强。

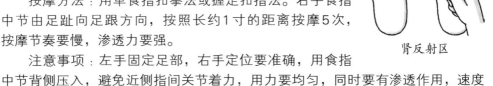

肾反射区

注意事项：左手固定足部，右手定位要准确，用食指中节背侧压入，避免近侧指间关节着力，用力要均匀，同时要有渗透作用，速度要缓慢。

④. 输尿管反射区

该反射区位于从肾反射区中间开始，先向后再斜向足底内侧的膀胱反射区，是一长形弧状的条带区。按摩该反射区可提高泌尿系统功能，并对高血压、动脉硬化、关节炎等有一定疗效。

按摩方法：用单食指扣拳法。右手食指中节背侧自肾反射区中间开始，先压入到合适的深度，再向下刮压至离膀胱反射区约剩1/3的距离，右手压刮至膀胱反射区中点，停留片刻后缓慢抬起，由轻到重做5次。

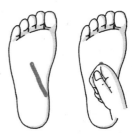

输尿管反射区

注意事项：操作时，力度要均匀，压刮时要慢些，但不可滑脱。

⑤. 膀胱反射区

该反射区位于双脚掌内侧足舟骨下方的稍突起处；或足底跟骨内侧前缘前方凹陷区域，为跟骨厚角质层和足弓细腻皮肤之间的过渡区域。按摩该反射区对肾、输尿管或膀胱结石、膀胱疾病或泌尿系统感染等有一定疗效。

按摩方法：单食指扣拳法，用食指中节在足内侧向足外侧呈扇形旋压5次。适当加压后，稍向内或外旋转约60°或定点按压，力度不可太大。

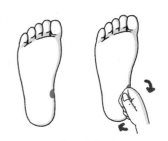

膀胱反射区

注意事项：本反射区较为敏感，用力不可太大，旋压时，旋转角度不可超过60°，辅助手要固定足部，便于操作。

⑥. 尿道反射区

该反射区位于足跟内侧，膀胱反射区直至内踝后下方的条带状区域。按摩该反射区对排尿障碍、泌尿系统感染、早泄、阳痿、尿道炎、阴道炎和性功能不佳等有不错的疗效。

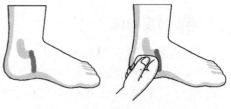

尿道反射区

按摩方法：足部保持外展姿态，一手固定于足前部，另一手用单食指扣拳法从膀胱反射区后下方推向内踝后下方，然后将手腕内旋，用拇指桡侧转向内踝后下方的骨缝压挤，以出现酸胀感为宜，5次即可，但用力要逐渐加重。

注意事项：辅助手固定足部，操作手推压的速度要慢，一定要从膀胱反射区推至内踝后下方，以产生胀麻感为佳。

（三）足部按摩的方向与顺序

做足部按摩时，应注意顺序，尤其是对足部反射区的按摩更需注意，以便使身体各器官保持最佳的协调状态。通常按照足底反射区→足内侧反射区→足外侧反射区→足背反射区的次序进行按摩，不可颠倒，以求符合机体阴阳平衡的原则。

机体大部分重要脏器均位于左侧，如心脏、脾脏和主要自主神经丛等。所以按摩时，要先按摩左脚，后按摩右脚。首先，按摩左足足底的肾、输尿管、尿道及膀胱等基本反射区，可增强排泄功能，将有害物质及废料排出体外。其次，按摩腹腔神经丛反射区，可使体内的交感神经、副交感神经处于相对平衡的良好状态，促使全身神经系统的紧张状态得到充分缓解，调动各个脏器的生理功能，从而起到事半功倍的效果。接着按摩肾上腺反射区，以增强机体免疫力。

实施重点按摩时，通常是按照基本反射区（肾、输尿管、膀胱等反射区）→病变反射区→相关反射区→基本反射区的顺序，依次进行，不宜颠倒。无论是治疗疾病还是机体保健，每次按摩开始和结束之际，都应对基本反射区进行按摩。

足部按摩时，除了要按照各个反射区操作的先后次序进行外，也很注重按摩的方向。总的来说，足部按摩要遵循以下按摩方向。

① 按照血液循环的方向按摩，向心则为顺向，离心则为逆向。通常采用顺向按摩，以利于静脉、淋巴液回流，将代谢物及废料等有害物质排出体外。

② 按照脏器相应的反射区生理功能和运动方向（如胃、十二指肠、升结肠、横结肠、降结肠、肾脏、输尿管、膀胱等反射区）来确定按摩方向。

③ 按照反射区相应脏器的解剖位置，确定从上至下的按摩方向。

④ 垂体、生殖腺、肾上腺等反射区很小或无明显方向的，可进行定点按摩，或按照施术手法易于操作的方向进行。

中医的观点是：顺向为补，逆向为通；实证当以通，虚证当以补；虚实杂证，通补兼施。

（四）足浴及其保健原理

在中医文化中，足浴疗法源远流长，至今已有3000多年的历史。古人曾经有过许多对足浴的经典记载和描述："春天洗脚，升阳固脱；夏天洗脚，暑湿可祛；秋天洗脚，肺润肠濡；冬天洗脚，丹田温灼。"足浴，作为足疗保健法中的一种，是通过水的温热作用、机械作用、化学作用及借助药物蒸汽和药液熏洗的治疗作用，达到保健功效的。足浴保健疗法又分为普通热水足浴疗法和足药浴疗法。前者是指通过水的温热和机械作用，刺激足部各穴位，促进气血运行、畅通经络、改善新陈代谢，进而起到防病及自我保健的效果。后者是指将药物输布到人体脏腑以达到防病、治病的目的。

经常进行足浴，可达到以下保健效果。

① 改善血液循环：水的温热作用，可扩张足部血管，增高皮肤温度，从而促进足部和全身血液循环。

② 促进新陈代谢：由于血液循环量的增加，可促使内分泌腺体分泌各种激素，从而促进新陈代谢。

③ 改善睡眠：足浴可通过促进足部及全身血液循环，加速血流，驱散足底沉积物和消除体内的疲劳物质，消除疲劳，使人处于休息状态，从而改善睡眠。

④ 调整血压：足浴可扩张足部及全身细小动脉、静脉和毛细血管，使自主神经功能恢复到正常状态，从而缓解高血压的自觉症状。

⑤ 足浴还具有养生美容、养脑护脑、活血通络等一系列保健作用。

因此，每天坚持用40～45℃的热水足浴30～40min，可令全身血液循环加快，神经末梢活跃，记忆增强，延缓衰老，更可有效防止各种血管疾病。

（五）足浴的正确使用方法和注意事项

足浴时先将脚放入37℃左右的水中，然后将浴水逐渐加热至42℃左右即可保持水温，浴水通常要淹过踝部，而且要时常搓动足部。浴足的时间以40min较为适宜，这是普通热浴足方法；还有中药热浴足方法，每次先在水里放入煎煮过的药液（可兑水稀释），然后按普通热浴足的方法进行。另外，足浴时还要注意以下几点。

① 水温要适中（最佳温度为40～45℃），防止水温过高灼伤皮肤，尤其是昏迷、生活不能自理者，同时水温也不宜过凉。

② 足浴时间以30～40min为宜，足浴时水温要恒定，尤其是进行足浴治疗时，只有保持一定的温度和足浴时间，才能保证药物效力的最大发挥。

③ 足浴时，可给予足部适当的刺激，如按摩、捏脚或搓脚等，有条件者也可使用具有加热和按摩功能的足浴盆进行足浴，效果更佳。

④ 饭前、饭后30min不宜进行足浴，因为足浴时，足部血管扩张，血容量增加，导致胃肠及内脏血液减少而影响消化功能。

⑤ 足药浴治疗时，有些药物外用可起泡，或使局部皮肤发红、瘙痒，或导致其他过敏反应，出现这些症状后，应停止用药。

⑥ 足药浴所用外治药物，剂量较大，有些药物尚有毒性，故一般不宜入口。同时，足药浴治疗完毕后，应洗净患处，并拭干。

⑦有传染性皮肤疾病者，应注意自身传染和交叉传染的可能，所以家庭成员之间最好不要混用浴盆。

⑧足浴时，足部和下肢血管扩张，可引起头部急性贫血，出现头晕、头眩，这时可用冷水洗足，使足部血管收缩，血流充分流向头部，消除头部急性贫血，以缓解症状。

⑨不适合足浴的人群：严重心脏病患者，脑出血未治愈者，足部有炎症、皮肤病、外伤者，出血性疾病，对温度感应失去知觉者，严重血栓患者，心脏病患者，孕妇等；另外，儿童应在成人帮助下使用。

中医养生治病
一本通

一 五脏和谐长青穴

（一）三穴常保心胸宽

　　相信不少人都有过睡眠不好、夜里胸闷、悲观健忘、舌根发硬、焦躁不安或手脚心发热等症状，但是去医院检查又没有什么毛病。但是中医认为这些症状实际上都是"瘀血"惹的祸。我们都知道"心主血脉"，反过来，血的运行出现问题，也必然会对心造成不利影响。而这些症状是身体在敲警钟，也就是说我们的身体向我们"求救"了。如果我们能够及时预防，症状会很快改善。但如果置之不理，日后心血管不畅、心律不齐、冠心病等就要接踵而至了。所以，要注意活血祛瘀，对此我们身体有三大特效穴位——内关、心俞、膈俞。

　　（1）内关　内关是手厥阴心包经上的要穴，它的位置比较好找，位于手腕后面两指，前臂的正中央。按下去的时候可以感觉到两条大筋，内关就在这两条大筋的中央。每晚7～9点用拇指按揉内关效果最好，两侧都要进行按揉。注意，每次按的时候要一按一放，按下去要有酸胀或痛的感觉；另外，按下去后需持续半分钟，然后再松开，再重复；每次应不少于3min，每天不拘次数。

　　（2）心俞　心俞是足太阳膀胱经的穴位，是把

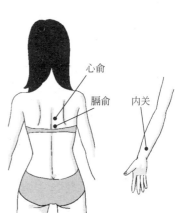

瘀血排向膀胱经的必经之路。它可以很好地调节脏腑功能，具有宁心安神、通调气血的作用。心俞位于后背上，在脊柱旁开1.5寸的直线上，也就是脊柱和肩胛骨内侧的中点，平对第5胸椎。对心俞的刺激以拔罐为好，每天晚上9点左右，两侧穴位同时进行。对于年龄稍大者拔罐的力量要适度放小，时间稍短，每次10min即可。拔完后在穴位上按揉2min以巩固效果。

（3）膈俞　膈俞也位于足太阳膀胱经上，在脊柱旁开1.5寸的直线上，平对第7胸椎。其刺激方法和心俞相同，每天与心俞同时拔罐10min，两侧同时进行，拔完后按揉2min。

（二）肝不老则病难扰

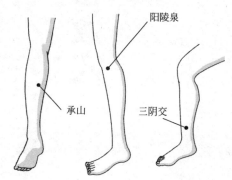

阳陵泉

承山　三阴交

40岁以上的人常出现腰腿痛、落枕、抽筋、眼花、全身酸痛、莫名发火、打嗝恶心等症状。《黄帝内经》说"肝主筋"，但是如果肝血虚，筋则得不到滋养，人就会没有力气，并出现抽筋等症状，当然这也是身体在向我们抱怨呢，对此，我们身体有三大特效穴位：承山、阳陵泉及三阴交。

（1）承山　该穴自古以来就是腿痛转筋的有效大穴，位于足太阳膀胱经，在小腿后侧正中，后面隆起肌肉的下角处。腿痛的时候，用手点揉此穴5min即可。

（2）阳陵泉　阳陵泉是全身筋的总汇之处，位于足少阳胆经，在膝关节的下方，小腿外侧，腓骨头下方凹陷处。用拇指点揉或者点拨阳陵泉穴，点拨效果最好，每天5min，也可以用指关节刺激阳陵泉，以加大刺激量。

（3）三阴交　三阴交是肝、脾、肾三条阴经交会的重要通衢，因此，刺激该穴可以防治肝、脾、肾三脏的诸多疾病。该穴位于小腿内侧，在内踝尖上方四指的骨后缘处。每晚临睡前，先用热水泡脚10min，水要淹没小腿肚以上。然后从上到下按揉穴位，先按两侧阳陵泉3min至产生酸胀感，然后点按承山3min。最后按揉双腿三阴交，向骨缘内侧点揉5min。

（三）一穴让肺自由呼吸

"肺为娇脏，不耐寒暑"，尤其是老人和孩子内脏功能比较弱，抵抗力低，所以经常出现多咳（痰常难咳出）、怕热、虚汗、气短、情绪低落、容易感冒等。这些看似"热病"的表现其实是一种假象，真正的病因是肺阴亏虚。

要解决这个问题很简单，只要一穴就够了，那就是合谷。合谷俗称"虎口"，是手阳明大肠经的穴位，位于拇指和食指之间的掌背侧，平第二掌骨的中点处。每天坚持按

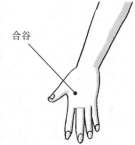

合谷

揉合谷3min，坚持15天左右，咳嗽、低热、虚汗、胸闷、气短等症状就会逐渐缓解。

（四）四穴合一，共健脾胃

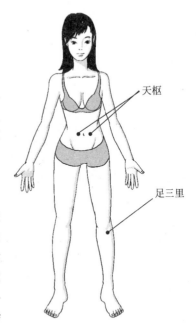

相对于其他脏腑来讲，脾胃很是不受重视，更有人将其视作可有可无，因此对于脾胃的一些症状，如莫名心烦、胆小多疑、疲惫消瘦等也常常视而不见。但脾胃是"后天之本"，俗话说"人是铁，饭是钢，一顿不吃饿得慌"，脾胃虚弱，要么不想吃，要么吃了不消化，不管怎样，都会让我们的身体缺少"动力"。所以，脾胃之病不可不防，更不可不治。

❶ 让胃永远舒服

胃的问题主要表现为有食欲，但饭后感觉肚子不舒服或发胀发闷。要改变这种情况可以每天按揉足三里和天枢，方法是用大拇指按揉，力量由轻到重，然后再由重到轻，每次3min，不拘次数。也可使用艾灸，如在饭后30min内和每天早晨7～9点灸足三里、天枢（两侧）。另外，坚持饭后顺时针方向摩腹，每次10min，也很有效。

❷ 让脾更加强壮

脾主运化，脾功能的强弱要看饭前的食欲和饭后的消化。有些人根本没有食欲，或是吃饭后2h还觉得很饱，这肯定是脾出问题了。如何提高脾的"工作质量"，见效最快、最持久的就是按摩足三里和脾俞。

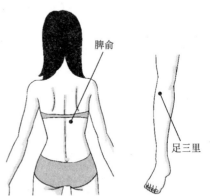

（1）足三里　足三里位于外膝眼下3寸，胫骨外侧约一横指处。每天不定时按揉足三里，每次3min，力量先由轻到重，然后再由重到轻，且饭前饭后一定要坚持按揉。

（2）脾俞　脾俞位于人体的背部，在第十一胸椎棘突下，左右旁开两指宽处。刺激脾俞的最好方法是拔罐，隔天1次，每次15min，两侧穴位都要进行，时间大约在每晚临睡前1h。

❸ 肚胀呕吐加中脘

有些人饭后很长时间还觉得肚胀，甚至有的人还呕吐或腹泻，这多半是食积造成的。也就是说，我们吃进去的食物，脾胃不能完全将其转化成水谷精微，每次剩一点，时间久了就成为积食。这个时候，我们必须推胸腹部，方法是从上腹部向下直推到小腹部，力量要稍大，以带动皮下肌肉为度。每天饭后半小时开始，重复100次。然后按揉足三里和中脘。

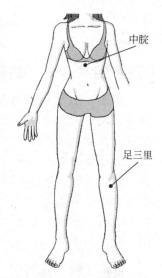

（1）足三里　每次按揉3min，两侧穴位都要按揉，艾灸效果最好。按揉时一定要用力，要有酸胀痛的感觉。

（2）中脘　中脘位于上腹部，胸骨下端和肚脐连接线的中点。宜在每天饭后0.5～1h按摩此穴，点揉5min即可。

（五）固本强肾，百病去焉

肾为先天之本，是父母馈赠给我们的宝物。正因为它重要，所以肾稍有不适会很快体现出来，如畏寒怕冷、口渴多饮、夜尿频多、腰膝酸痛、口舌生疮、小便赤黄、烦躁疲劳等。具体来说，这些都是肾阳虚的表现，通常我们只需要以下3个简单且行之有效的穴位就可以了。

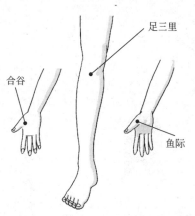

（1）合谷　合谷被称作是人体的第二保健大穴，可以提高卫阳功能，应每天坚持按揉或艾灸该穴。该穴春夏季适合按揉，冬季、深秋或者夏秋之交适合艾灸。按揉的时候应该朝着小指方向按，以有酸胀感为度。艾灸时应拿着艾条在距离穴位约两指的地方进行。

（2）足三里　按揉或艾灸此穴，可将体内的邪气驱逐于三里之外。因此，民间有谚语说"拍击足三里，胜吃老母鸡"。

（3）鱼际　鱼际是手太阴肺经的穴位，位于手拇指本节（第一掌指关节）后的凹陷处，约当第一掌骨中点桡侧赤白肉际处。可每天坚持掐揉双手鱼际，但一定要与合谷、足三里配合使用。方法是每天早饭前和晚饭前按揉双侧合谷各3min，然后再按揉或艾灸双侧鱼际和足三里各3min。

二 四季平安长寿穴

（一）春季：太冲、鱼际、太溪

按照中医与五行理论，肝属五行之木，春木旺，肝主事，因此春季应以养阳益肝为首要任务，以防肝气郁滞不畅。肝脏的一个特点就是"体阴而用阳"。

什么意思呢？就是说，肝虽然从阴阳上被划分为阴，但其功能特点却为阳，它并不主静。中医常说，有人脾气暴躁是因为肝火旺，还有高血压和脑卒中患者多辨证为肝阳上亢，就很好地说明了这一点。所以，养肝护肝是相当重要的。而春季最大的特点就是"温燥、多风"，在这样的季节，第一个受害的脏器就是肝脏。所以，我们应每天按揉两侧的太冲、鱼际和太溪，每穴3min，具体时间没有限制，方法

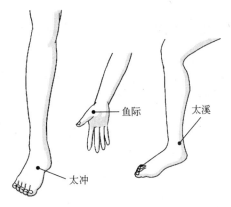

是：早起先按揉肝经上的太冲、肺经上的鱼际和肾经上的太溪3min；晚上临睡前用热水泡脚，然后依次按揉鱼际、太冲、太溪，每次每穴3min，再加上肺经上的尺泽。

当然，除了按摩之外，也可经常饮菊花茶以平肝火、去肝热；多吃甘味和青色食品，以缓急柔肝等。总之，一年之计在于春，万物生发，好好调养就是积蓄"生"的力量。

（二）夏季：阴陵泉、百会、印堂

一到夏季，不是酷暑难耐，就是雨水涟涟，暑湿之邪便在这时逞起凶来了。我们首先要做的就是祛暑灭火。为此，我们应坚持每天按揉阴陵泉、百会和印堂。

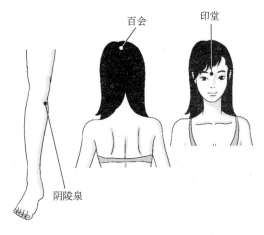

（1）**阴陵泉**　阴陵泉可以健脾利湿，每天按揉此穴3min，可使整个夏天脾胃消化良好，并可把多余的"湿气"去掉。

（2）**百会**　百会位于头顶的最上方，即两耳尖往头顶连线的中点，此穴可以大大提升人体的阳气，每天用两手的中指叠压起来按在穴位上3min就可以让人神清气爽。

（3）**印堂**　印堂位于两眉的中间，每天可以用拇指和食指捏起眉间的皮肤稍向上拉100次，就会感觉到有一种胀胀的感觉向两侧扩散，其实那是阳气在冲击。之后，你就可以感到脑聪目明了。

心属火，五行之中其与夏季相对应。而夏季太热，很容易耗伤心气。为此，人们还应多吃养心的食物，如红色的食物、酸味的食物，它们本身就是入心的，因此可以养心。此外，咸味食品一定要慎吃，这是因为咸属水，而五行之中，水克火，所以心气不足的人一定要注意。

（三）秋季：鱼际、曲池、迎香、合谷

《黄帝内经》说"金日肃杀"，因此到了秋天，万物开始萧条、枯萎。我们通常也说"秋收冬藏"，秋收实际上正是冬藏的前提。对人体来讲，秋天阳气回收，这样才能便于冬天的内藏。

在秋天，最主要的邪气就是"秋燥"。在刚刚入秋的时候，湿气虽然退了，外界的温度还很高，阳气还在外泄，人体毛孔仍是舒张的，因此，人体很容易遭到外邪袭击。我们都知道"秋老虎"之说，意思是说此时天气之利害。如果不注意的话，肺特别容易受伤，给呼吸系统埋下重大隐患。所以在刚入秋时，我们要选择肺经上的鱼际和大肠经上的曲池、迎香来保养肺气。

（1）**鱼际**　两侧的鱼际每天不拘时掐揉3min。

（2）**曲池**　曲池是手阳明大肠经的合穴，位于肘关节的外侧，上肢屈曲时肘尖和肘外侧横纹中点处，具有很好的清热作用。因为该部位肌肉较丰厚，所以按的时候要先加点拨手法。每天阳气最盛的时候即中午1～3点按揉两侧穴位2min即可，最重要的是要坚持按揉。具体操作方法：先用一手的拇指按下去，有胀感之后再向外拨。

（3）**迎香**　迎香位于鼻翼两旁，也是手阳明大肠经的穴位。顾名思义，其功能是使人闻香，因此该穴对于治疗各种鼻炎、鼻塞都有效果。另外，它还有一个功能，就是可以湿润鼻腔，鼻腔湿润了，就可以加大阻止病邪的力量，特别是在燥邪盛行的秋季，这一点尤为重要。按摩迎香的方法是：双手按在两侧迎香上，往上推或反复旋转按揉2min，鼻腔会感到通畅湿润。

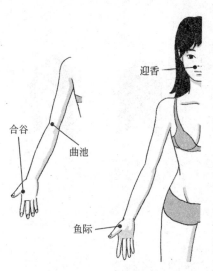

迎香

合谷

曲池

鱼际

深秋，天气转凉，这时"燥"又同"寒"勾结在一起，形成凉燥。它主要是通过口鼻来侵犯我们的身体，这时我们要用"温润"的方法来对付它。常用的穴位除了鱼际和迎香外，还要加上合谷。每天早上出门前，先按揉两侧迎香至鼻内湿润。全天不定时按揉两侧合谷和鱼际，每次每穴不得少于3min。

（四）冬季：阴陵泉、关元、肾俞

显然，冬季气候寒冷，对人体造成危害的主要是"寒"邪，但是南方和北方不同。如火锅，到了冬季，不论南方还是北方都红火的不得了。但是，南方朋友冬天吃火锅后一般都不会上火，而北方则不行。这是因为火锅是辛辣的，在南方吃刚好可以化解那里的寒湿之气，而北方比较干燥，辛辣的东西吃多了就会消耗阴津，导致上火。

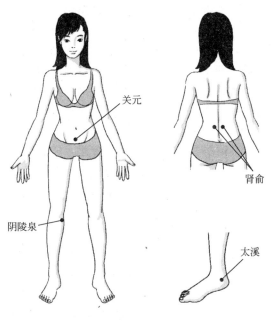

关元

肾俞

阴陵泉

太溪

所以南方的朋友在冬季要以温阳化湿为主，每天坚持以下方法是：关元要用艾灸的方法，每晚艾灸5min后喝一小杯温开水；然后在两侧肾俞上拔罐5min，起罐后再按揉2min。注意，肾俞不必每天拔罐，每周只需2～3次。其余时间按揉两侧阴陵泉，每次每穴3min即可。

北方冬季，寒气内还常夹杂着燥气，所以既要温阳，又要防燥，为此应每天坚持刺激关元、肾俞、太溪。具体操作方法是：每晚临睡前1h，先泡脚20min，然后按揉两侧太溪，每穴5min，接着艾灸关元5min，再艾灸两侧肾俞5min。

《黄帝内经》中有不少养生的金科玉律，如"肾色黑，宜食辛"，"肾病忌甘"等。黑色入肾，因此可多食黑色食品以养肾；同时，肾属水，而五行之中金生水，所以辛味食物也是可以养肾的。但有一点要注意，辛辣之品容易化燥伤阴。所以秋冬季北方人在补阳的同时要在食物中加一点滋阴的东西。比如，吃完温热食物之后喝些枸杞茶，或者熬点枸杞粥等。

中医一直强调"正气存内，邪不可干"，所以，一年四季，无论哪个季节，不管有病无病，都应该经常疏通经络，补充"正气"以抵御"外邪"。

男人养生性福穴

（一）天赐大穴让肾不再阳虚

明代张介宾在《类经图翼·大宝论》中说："天之大宝，只此一丸红日；人之大宝，只此一息真阳。"所以，如果说肾是先天之本，那么肾阳就是本中之本。肾主生殖，而"腰为肾之府"。因此当人体肾阳虚时，就会感觉腰部发凉，腰酸腿软，尤其是性生活之后更加明显，同时还会手脚冰凉等。这时，我们只要用上两个天赐大穴，这些症状就可以得到改善，即肾俞和关元。肾俞位于命门旁开四指的地方（命门是督脉穴位，位于脊柱上与肚脐相对应的位置），而关

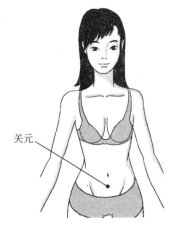

关元

元是任脉和足三阴经的交会穴，位于肚脐直下四指的地方，可以说是提高人体性功能的第一大穴。

方法是：每晚临睡前，先艾灸关元15min，艾条距皮肤约2cm，以感觉皮肤发热但不烫为度，然后喝一杯温开水。再灸两侧肾俞各15min，或者在两侧肾俞上拔罐10min，以皮肤稍微发紧但不痛为度。然后躺下睡觉时快速把手搓热，掌心垫在肾俞下，停留默数50个数。坚持一段时间后，你就能感觉到腰不酸、脚不凉了，浑身充满了活力。

在冬季，为温补肾阳，可以采用灸法，但是其他季节则不要多用。比如，夏季应以按揉为主，初春和秋末可以拔罐，晚春和初秋又以按揉为主等。时间最好在晚上12点左右，此时天地阴阳转化，此时进行温补，人体最容易受纳。

（二）太溪、关元，解救肾阴虚

肾是先天之本，分肾阳和肾阴两个方面。肾阳是阳气之本，而肾阴则是身体的阴精之本。肾阳前面已经说过，这里说说肾阴。一旦我们的身体出现肾阴亏虚，就会缺水，而阳气也会相对偏亢，就会出现遗精或滑精等，不时还觉得手足心热，但是用温度计测量时体温并不高，且常常口干舌燥。这个时候，我们需要补阴以抑制偏亢的阳气，常用的两个穴位就是太溪和关元。

（1）太溪　太就是大，太溪就是说这是肾经上最大的河流。太溪位于内踝尖和足跟上大筋的中点，主要用来补阴，因此不用灸法，而采用按揉方法。一年四季均可按揉太溪，不过春秋季节天气干燥，按揉的时间可以稍长，既可补阴，又可防燥；夏季按揉时间可稍短；冬季则按揉时间比较适中，每天每穴5min即可。时间最好在晚上9～11点，因为此时身体的阴气较旺，可以"趁热打铁"。

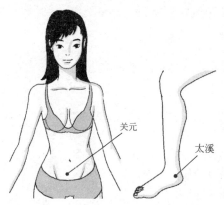

关元

太溪

（2）关元　关元的主要作用是壮阳，但此时它是为配合补阴，所以不可用灸法，只需用手掌摩就可以了。方法是：每晚泡脚的时候，分别按揉两侧太溪各5min，逆时针按揉左脚，顺时针按揉右脚。然后躺在床上，用掌心逆时针摩关元，速度不宜太快，皮肤微热即可。在时间上，不宜超过太溪，因为我们的目的是补阴，之所以摩关元是为了稍稍激发一下阳气，借阳气的力量以帮助恢复阴气。第二天晨起再按揉两侧太溪一次。

（三）按揉太冲，让肝肾不再郁结

性欲不强，性生活时有时不射精，精神压力大，胸闷，抑郁，总长吁短叹，这就是肝肾郁结的结果。

肝主疏泄，如果疏泄不畅，则气血不畅。而情绪是受气血控制的，气血不畅，情绪自然不爽，随之而来的就是抑郁。而同时，男性射精实际上也是一种疏泄，所以，这个时候最重要的就是调节肝的疏泄功能，首选穴位就是太冲。然后加上肾俞以补肾，这样做的理由是"肝肾同源，滋水涵木"。

太冲是肝经的输穴，所以，刺激它可以疏肝解郁。太冲一年四季均可按揉，特别是在冬春交接之时，一定要多揉，以泻肝火。

具体操作方法是：坐位或平躺，在足背上第一、第二趾缝向上大约两指宽的地方，两个骨头之间，按下去有很强的酸胀感或胀痛感，这便是太冲穴。每晚9～11点，先用热水泡脚，然后按揉两侧太冲，每穴5min，以酸胀或胀痛为度。按揉时，右脚顺时针旋转，左脚逆时针旋转。然后两手按揉两侧肾俞，方法同前。

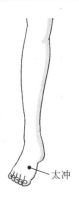

太冲

（四）按住性福三大穴

有些朋友喜欢饮酒，或者喜欢吃肥腻的东西，也有人精神压力大，这些因素都会影响性生活，如头晕、身体发沉、小便黄、阳痿、勃起不坚、阴部多汗等。此时，除了要补肾以增强性功能外，更要注意祛除体内的湿热，首选穴位就是阴陵泉，然后加上肾俞、关元以补肾。

阴陵泉是补脾、利水穴位，而且利水作用更突出。所以身体有"湿"或者水肿的时候都可以按揉此穴，尤其以夏季和夏秋之交最合时宜。刺激阴陵泉应以晚上或下午为佳，因为白天属阳，晚上属阴，下午为阳中之阴。湿为阴邪，在阴的时刻比较胜，所以用阴陵泉泻湿也最合适。配合肾俞和关元，是因为这两个穴位都是温补肾阳的，补阳以化湿。操作方法是：每天晚上或下午按揉两侧阴陵泉各3min，然后按揉关元3min，最后双手搓热按在两侧肾俞上2min，对阳痿、勃起不坚、头晕乏力等有很好的疗效。

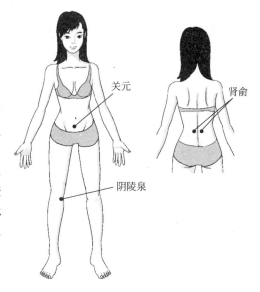

关元

肾俞

阴陵泉

（五）点你的"情欲穴"

要"性福"首先得有欲望，没有欲望，什么都谈不上。那么，这个欲望是受谁的掌控呢？首先是阳主动，而气属阳，气虚则主"动"功能就会不足，性欲也会降低而出现阳痿。另外，阴主静，而血属阴，血虚则阴虚，身体内就没有足够的阴来制阳，所以会偶尔早泄。这时，选气海、关元、足三里三穴来平衡体内阴阳，调和气血。操作方法是：每天早上7～9点，先按揉气海5min，然后按揉关元3min，最后按揉足三里5min。

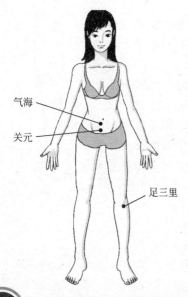

气海
关元
足三里

（1）**气海** 气海是任脉穴位，位于肚脐和关元的中点，即脐下两指左右。气海就是我们常说的丹田，可大补元气，因为气能生血，所以补气也可达到补血的作用。气海可以常年进行按揉、掌摩，除夏季外还可以艾灸。古代得道高人的养生妙法就是每天早起掌摩气海、关元至皮肤发热。

（2）**关元** 关元具有温肾补阳的作用，以按揉或掌摩效果最好。

（3）**足三里** 足三里是胃经的合穴，而脾胃乃后天之本，是气血生化之源，所以，刺激足三里穴可以提高脾胃的气血生化功能。气血足，病症也就消失了。刺激足三里不分时节和地点，有时间就可以按揉，每次5min，以产生酸胀感最好。

四、女人保健养颜真经

（一）为了美丽，战"痘"到底

估计每位女士都曾受过"痘痘"的困扰，一脸疙瘩，连自己都不愿意看。可是，挤又挤不得，挠也挠不得。没关系，我们仍然有办法帮你解决。

❶ 用天枢、内庭对付脸颊前额的痘痘

脸颊和前额上的痘痘多数颜色偏红，而且口气重、肚胀，有时还伴有便秘，这是胃火旺的缘故。改善的方法就是按天枢和内庭。操作方法是：早上起床后，先用大拇指点按两侧内庭2min，以泻胃火，然后按揉两侧天枢2min，以通便。饭后半小时，再按揉天枢1～2min。

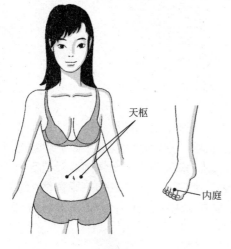

天枢
内庭

（1）**内庭** 内庭是足阳明胃经的荥穴，"荥主身热"，因此内庭主泻胃火。内庭位于两脚背上第二、第三脚趾结合的地方，可每天用手指肚向骨缝方向点按200下，力量要大，以能承受为度，时间以早上7～9点为佳。

（2）**天枢** 天枢既是胃经的穴位，也是大肠经的募穴。因此，该穴不仅可调理胃经经气，还能调节大肠功能，促进排便。天枢位于肚脐旁两个拇指的宽度，左右各一。用大拇指指肚按天枢，并在穴位上轻轻旋转，力量可稍大点。

2. 用太冲、气海对付额头两边的痘痘

额头两边也是痘痘喜欢的地方，平时总是觉得郁闷，或者脾气不好，爱发火等，这是肝气郁结所致，可选太冲和气海两穴。操作方法是：每天临睡前先用手指点按气海2min，再按揉两侧太冲2min。如果觉得心情总是不好，可以延长太冲的刺激时间到4～5min，且边按揉边深呼吸。

（1）气海　气海的刺激方法是用大拇指按，力量可稍微大点。

（2）太冲　太冲是肝经的原穴，可直接调节肝郁，疏肝理气。太冲位于脚背上踇趾和第二趾结合的地方向后，脚背最高点前的凹陷处。临睡前用手指按揉两侧太冲，至有酸胀感，或者用钢笔帽等刺激穴位。

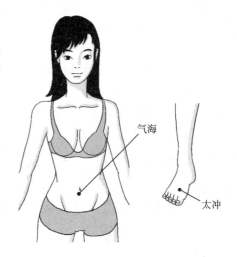

气海

太冲

（二）敲击胆经还你清爽的皮肤

有些女孩本来五官长得很好看，但却总是给人灰头土脸的感觉，脸色偏黄，皮肤没有光泽，甚至像落了一层灰。这是胆经出了问题。胆被称作"中精之府"，是储藏胆汁的，可将胆汁排泄到小肠内帮助机体消化代谢油脂。如果人总是情绪不好，则不能正常排泄胆汁，进而影响消化，时间久了，油脂附在皮肤表面则脸色偏黄。这时我们就要敲击胆经，并配合太冲。操作方法是：敲击胆经5min左右，至两腿胆经部位微热，然后点揉两侧太冲1min。

最简单的刺激胆经的方法是坐着的时候，用两个拳头分别敲打两腿的外侧，顺序是从上向下。经络通了，脸上的"灰尘"自然也就不见了。敲击胆经的最佳时间是晚上11点到凌晨1点，此时"胆经当令"，气血最旺。如果睡得较早，也可以选择三焦经气血最旺盛的时候，即晚上9～11点，因为两经同属少阳经，可谓一母同胞。

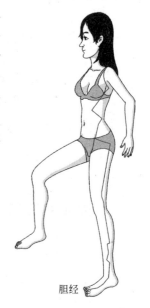

胆经

（三）白里透红，与众不同

相信所有爱美的女性朋友都想拥有一张白里透红的漂亮脸蛋，可是，这样的皮肤要如何获得呢？这就需要养好我们的脾胃。脾胃是"水谷气血之海"，气血生化不足，则不能滋养皮肤，脸上则没有血色，没有光泽。为此，我们应常揉足

三里，以提升脾胃功能。

足三里是胃经上的保健大穴，具体操作方法是：用拇指或者中指按揉3~5min，或用按摩锤等敲打，使足三里有酸胀发热的感觉。时间最好是早上7~9点，此时胃经当令，胃经气血最旺盛。

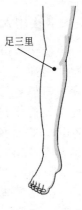

足三里

除此，也可以使用艾灸的方法。方法是：将艾条点燃后，放在距离皮肤2cm的地方，以足三里有温热的感觉但又不烫为宜。每次灸一根或半根艾条。时间可选在临睡前1h左右，灸后喝一杯温开水。

（四）寻找"列缺"，寻找细腻肌肤

有些人的皮肤爱长小疙瘩，摸起来有点棘手，密密麻麻地长在腿上或胳膊上，上面还有黑头，这让很多爱美的女孩子连裙子都不敢穿。为什么皮肤上会出现这些讨厌的小疙瘩呢？这实际上是肺功能不好造成的。

中医认为，"肺在体合皮"，肺是负责管理汗孔开合的。我们知道，皮肤代谢的垃圾是要随着汗液的排出而排出的。如果皮肤汗孔不开，垃圾自然运不出去，堆积在毛孔处，时间久了，就会成为小疙瘩。而大腿和胳膊更是很少出汗，所以疙瘩更加密集。对于这个问题，要想做到标本兼治，最好的办法就是找到列缺。

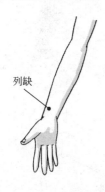

列缺

列缺是肺经上的穴位，同时也是三经交会穴，可同时调节肺经、大肠经和任脉。肺功能正常，汗孔开合有度，体内的垃圾就可以畅通无阻地排出。按摩列缺的具体方法是：两手交握，左手食指在右手腕的背部，食指下面就是列缺，直接用食指按压3min即可。最好是在早上3~5点肺经当令的时候按压列缺，此时肺经经气最为旺盛。但是，因为此时正是睡觉的时候，所以，可以在上午9~11点脾经最旺的时候按压列缺，因为两经属于同名经，最为亲近，可以起到相同的功效。另外，除了手指按压外，还可以用热毛巾敷，或者用艾条灸。

（五）黑头发飘起来

头发干枯没有光泽，每到梳头、洗头时，还总是大把大把地掉，这是肾气不固的缘故。肾是先天之本，肾气不固，就好比一座大楼的根基不稳，那么处于上面的楼层，也就是我们的头发、牙齿等自然变得不结实。肾属水，肾气虚，就是体内的水少了，要想从根本上解决烦恼，那就要补肾，首选的两个穴位就是太溪和涌泉。具体的操作方法是：睡前先用热水泡脚5~10min，让双脚充分放松，然后按揉或艾灸两侧太溪2min，至产生酸胀或麻的感觉，然后刺激两侧涌泉3min。

（1）太溪　太溪是肾经的原穴，因此也是补肾的"捷径"。每天坚持用手指按揉太溪，除了要有酸胀感外，还要有窜向脚底的麻麻的感觉。太溪也可艾灸，临睡前艾灸半根艾条就可以了。

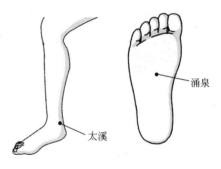

（2）**涌泉** 涌泉是人体最"忍辱负重"的穴位，位于脚底第二、第三趾缝与脚跟连线的大约正中线上，该线的三分之一处便是涌泉。涌泉为肾经的井穴，按摩此穴，肾经的经气就会像泉水一样涌出来。每天睡前用手指按压此穴3min，或者艾灸，还可以用大脚趾顶另一只脚的穴位，轮换进行。

（六）二穴一来，黑头拜拜

黑头问题也是不少女孩儿的烦心事，黑乎乎地粘在鼻子两侧，手一摸油腻腻的，夏天更严重。禁不住挤了几下，白色的"小虫"出来了，可是鼻子却变得"千疮百孔"，毛孔很大，更让人难堪了。

其实黑头的问题要找脾胃，"脾热病者，鼻先赤"，为什么这么说呢？因为脾胃属土，在五方之中相对应的是中央，而鼻正是面的中央，所以鼻为脾胃之外候。脾土怕湿，湿热太盛就会在鼻头上有所反应。要想除脾湿，就要用阴陵泉和足三里。其操作方法很简单：有时间的时候按揉阴陵泉，每天10min；晚上临睡前用艾条灸两侧的足三里3～5min，在灸之前最好先按揉两侧的阴陵泉1～2min。

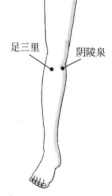

（1）**阴陵泉** 阴陵泉是脾经的合穴，从脚趾出发的脾经经气在这儿向内深入，具有健脾除湿的功效。每天用手指按揉阴陵泉，时间不拘，但每天应不少于10min。如果体内有脾湿，当你按该穴时，就会觉得很痛，不过坚持一段时间之后，疼痛会慢慢减轻，这就是说脾湿已经有所好转。

（2）**足三里** 要健脾除湿，当然不能忘掉足三里。刺激它的最好方法是艾灸，因为有火"湿"就会干得更快些。

（七）怎样对付"熊猫眼"

现代人工作和生活压力大，熬夜是常有的事。但是第二天，总是觉得眼睛干涩，有时还会出现黑眼圈，开始只是在睡不好时才出现，后来竟发展到每天都是"熊猫眼"。其实，这时已经不单单是睡眠不足的问题了，而是肝肾阴虚的结果。这时可以选择肝俞、膈俞、太溪、三阴交进行按摩，熊猫眼很快就会不见了。具体的操作方法是：每天刺激两侧肝俞、膈俞各3～5min，先按揉膈俞，然后沿膀胱经向下按，至肝俞处再重点点揉、拔罐或者艾灸，然后手指点揉太溪3～5min。睡前按两侧三阴交3min。

（1）**肝俞、膈俞** 膈俞又叫"血会"，是膀胱经上的穴位，是调阴血的要穴，其取穴方法是先找肩胛骨，其内下角与第七胸椎在一条水平线上，这条线的中点就是膈俞。肝俞是肝的背俞穴，也是膀胱经上的穴位，在膈俞下两个椎

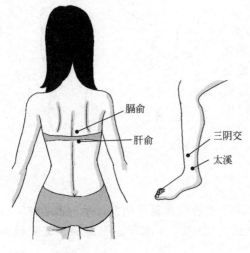

体处。这两个穴位都在背后，自己操作不太方便，因此，常需要他人帮助按揉，每次5min。也可以用棒球棒等物品在后背上下滚动，一样能起到按摩的效果。当然，如果能拔罐或者艾灸则效果更好。

（2）太溪　太溪是用来滋补肾阴的，用手指按揉太溪，一定要有酸胀和窜向脚底的麻麻的感觉。

（3）三阴交　三阴交是足三阴经的交会穴，可同时调理肝、脾、肾。三阴交位于内踝尖上三寸，即从内踝最高的地方向上四指，小腿内侧骨后缘的凹陷处。

（八）不要眼袋，做个水灵靓女人

平时老是熬夜，又爱喝水，结果皮肤松弛，拇指肚一样大的眼袋就挂在脸上，尤其是眼睛大的人更容易出现眼袋。这实际上是体内有水湿，水湿是怎么产生的呢？就是身体的水分不能完全被利用，也不能及时排出，最后积聚成痰湿。而眼睑处的皮肤很薄，再加上休息不好，过度疲劳，水湿便乘虚而入，停在眼睛上。五行之中，土克水，而五脏之中，脾属土，因此我们应选择阴陵泉、足三里，并配合治水要穴——水分以健脾除湿。具体的操作方法是：每晚临睡前艾灸足三里和水分10min，按揉两侧阴陵泉3～5min。

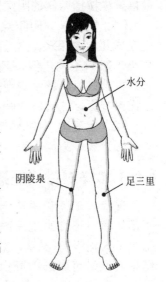

有关阴陵泉和足三里，前面已经有不少介绍，这里重点说一下水分。水分是任脉上的穴位，看名称就知道该穴是可以调理水分代谢。它位于肚脐上一横指，睡前用艾条灸或隔姜灸。其操作方法很简单，就是将艾条点燃，放在水分上方。如果用隔姜灸，就切一片硬币大小的姜片，将艾条剪开弄松，放在姜片上，点燃。生姜灸的好处就是在灸的同时还利用了生姜的药性，可以利水，以治皮肤水肿。

（九）让你的双唇亮起来

不少女性朋友都有这样的情况，天气一冷，嘴唇就发暗，甚至变成紫色，若是在冬天或者淋雨着凉之后则更加明显。手脚也老是冷冰冰的，特别是到了冬天，手就变得像"猪肝"一样。

中医认为这是寒凝血瘀所致。就如同冬天天气太冷，河水不流，反而结了冰一样。人体也是如此，体内太冷，血液流动减慢，就会导致血瘀。动脉血是鲜红色的，静脉血是暗红色的。当体内血行变慢，新鲜的动脉血不能及时补充，就会表现出静脉血的颜色，所以受寒后嘴唇、四肢末端都会发暗。

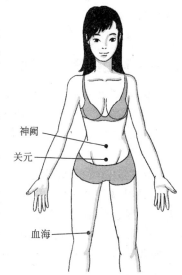

为什么这种情况总爱发生在女性身上呢？这是因为，现在很多女性体质偏寒，还有一些人为了减肥，只吃寒性的青菜水果，再加上现在流行低腰裤、露脐装、超短裙……常常让女性朋友寒上加寒。所以，要解决的问题就是驱寒，驱寒就要温阳，要点燃体内的小火炉。最简单的办法就是灸神阙、关元。方法是：每天睡前灸神阙、关元各10min，再刺激血海3min。坚持这样做，完全可以让你抛掉唇彩，而嘴唇依然鲜嫩红润。

（1）**神阙**　神阙位于肚脐的正中，也就是肚脐眼儿，是任脉穴位。初生之前，我们就是靠它从母亲体内吸收营养的，而出生之后，我们要用它来振奋体内的元阳。在灸的时候，可以取少量食盐放在肚脐内，上面放一生姜片（硬币大小即可），然后再放上艾绒，点燃。如果感到很烫，就把姜片拿起来，绕肚脐上下左右移动，时间最好是在临睡前。

（2）**关元**　长期灸关元的人，能感到后腰明显发热，这股热气从关元斜向两侧上方，暖融融的感觉很舒服。每天灸10min，既可以隔姜灸，也可以直接用艾条灸。

（3）**血海**　血海是脾经上的穴位，因为脾统血，所以刺激血海可以活血祛瘀。取穴的时候用左手掌抵住右膝盖，大拇指下可以摸到肌肉缝隙，这就是右侧血海的位置。左右两侧哪侧比较痛，就重点刺激哪一侧。方法是：用大拇指点按或者按揉血穴，坚持操作，直至按下去不痛为止。

（十）三大穴拯救脱皮的嘴唇

原本水润的双唇到了秋冬季节总是发干、脱皮，有时还甚至出血。虽然水没少喝，但嘴唇还是干燥如常，这是阴虚火旺造成的。阴不足以涵阳，阳就会四处放火，就好像天气一样，如果总是艳阳高照，而没有夜晚和雨水，大地就会变成火炉，起初是发干，然后起皮，接着龟裂。这时，只补水恐怕是不够的，一定要从根本上解决问题，也就是要补肾阴。补肾阴，我们通常选用三阴交、涌泉和太溪。操作方法是：下午5～7点沿着肾经的走行，从脚底开始向上沿脚跟、小腿内侧、膝盖内

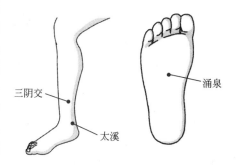

侧或敲打或推捋。在太溪和涌泉处做重点按揉，每天至少5min。三阴交要随时随地按揉。

（十一）教你摆脱"斑"的困扰

随着年龄的增长，不知道讨厌的"斑点"什么时候爬上了原本光洁的脸颊，尤其是过了三十岁，各种斑更是肆无忌惮。各种祛斑产品用了一箩筐，可就是不见成效。毕竟，再好的化妆品也不过是表面功夫，要想真正祛斑，还得从内入手。

脸上长斑的主要原因是肝郁气滞血瘀。肝主疏泄，如果长时间郁郁寡欢，就会导致肝疏泄功能的退化，气的运行就会受阻。而气为血帅，是推动血行的动力，气滞自然血瘀，因此脸上星星点点的色素沉着也就多了。所以，要祛斑，重要的是要恢复肝的疏泄功能，再加上活血化瘀。我们选的是太冲、合谷和血海。其操作方法很简单，就是每晚临睡前坚持按揉此三个穴位3min，虽然简单，但是效果非凡，让你即使素面朝天依然自信满满。

（1）**太冲** 太冲是肝的"出气筒"，用手指按压即可。

（2）**合谷** 中医将合谷称为"开四关"，可以调理全身气机。刺激方法是：将食指、拇指并拢，手背肌肉最高点就是合谷穴，每晚睡前刺激两侧合谷各3min。

（3）**血海** 要活血化瘀，则非血海莫属，每天坚持点揉血海3min，可以调理全身气血，让色斑早早消失。

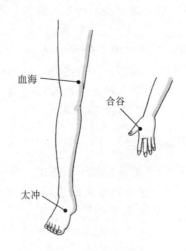

血海

合谷

太冲

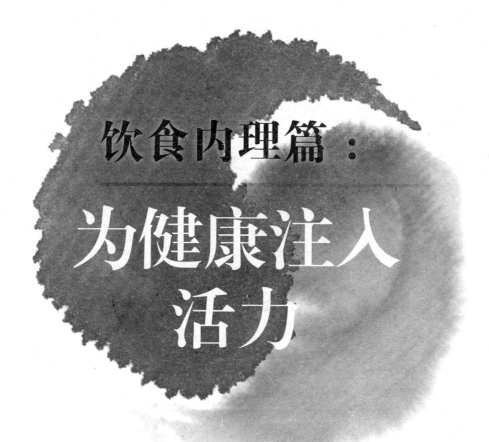

Part 3

饮食内理篇：
为健康注入活力

　　饮食内理就是通过日常饮食进行调理，使身体各组织器官能正常而协调地运转，从而维持人体内在的动态平衡。在日常饮食中，我们提倡生机饮食，也即食用生态食品，吃最接近天然的食物，并根据自己的身体状况，以正确的饮食方法食用，才能真正地让我们的身体享受自然，为健康注入生命活力！

一本通 中医养生治病

第六章 吃得健康活得长

自进入文明社会以来，饮食对人类的生存、发展起着至关重要的作用，几乎每一次重大疾病的背后都能找到饮食的身影。这正应了那句俗话——民以食为天，只有吃得好才能活得好，说的也是这个道理。

一 生机饮食决定健康

全世界都在讲"生机饮食"，什么是生机饮食？即有机饮食、生态饮食，就是多吃绿色食品（至少要AA级）。这一点，老祖宗早就明白，中药大多数都是取自天然的植物、动物或矿物，尤其以植物为多。而中医历来又认为"药食同源"，所以，人们的饮食也要以天然无污染的植物为主。

（一）阴阳协调离不开生机饮食

中医非常重视人体的统一性、完整性及人体本身与自然界的相互关系，其中最为密切的关系就是"吃"。为什么这样说呢？因为人体是由若干脏腑、组织和器官组成的，让这些脏腑、组织和器官能够进行新陈代谢，不断产生新的能量和动力，这全都靠"吃"。只有吃的健康，才能维持各自正常的生理活动以协调阴阳，维持身体健康。健康离不开"吃"，那么，我们该吃些什么呢？我们都知道，人是通过进食五谷杂粮给五脏六腑和皮、肉、脉、筋、骨等各组织器官输送最为合适的营养物质的，也就是中医所说的水谷精微。身体得到了水谷精微的濡养，各脏腑器官就可以正常工作。但是，如果我们食用了大量带有化学物质或受到污染的食物，不但不能给五脏六腑和皮、肉、脉、筋、骨等各组织器官输送水谷精微，反而带去了许多伤害，那后果可想而知，造成整个机体的联系混乱，相互制约不受控制，可谓"牵一发而动全身"。多吃天然草本之品，少吃污染加工之物，才是保证健康的根本。

（二）性味归经与健康

人体健康离不开食物的滋养，但是要健康只有吃还不行，还要知道什么情况下吃什么食物，这就涉及食物的另一个特性，即"性味归经"。

"性"就是"属性"，中医将食物分为热、温、平、凉、寒五种，不同的属性会对身体产生不同的作用。如姜属于温性食物，伤风感冒后，喝碗姜汤则可去寒；绿豆属于凉性食物，夏天解暑它是首选。

"味"自然就是说食物的味道，即酸、甘、苦、咸、辛，每一种味道都与相应的脏腑对应，并产生不同的影响。如"酸入肝、苦入心、甘走脾、辛走肺、咸走肾"。

"归经"是一个整体，"归"就是归属、专任的意思，而"经"则是指人体的经络及其所属的脏腑。简单说就是不同的食物对某一经络及其所属脏腑会产生不同的作用。食物为什么会有这样的作用呢？这要借助"气"来说明，气是构成人体最基本的物质，人体之气充足旺盛，五脏六腑才会有足够的能量进行正常的生理活动，而要想实现气的这一功能，则有赖于人体经络，因为经络是气运行的通道，只有经过纵横交错的条条通道，我们的身体才能得到营养物质的供给，并进行正常的日常活动。

二、生机饮食与人体基本物质

气、血、津液是构成人体的基本物质，也是人体各脏腑、经络等组织器官进行生理活动的物质基础。而这些基本物质的产生与饮食有着不可分割的关系：人摄入五谷杂粮、蔬果蛋肉，进而转化为水谷精微，再加上吸入的清气，才产生了气、血、津液。

（一）气与生机饮食

我们总说"人活一口气"，气在人在，气散人亡。所以说，气是构成人体最基本的物质。人体的气包括来源于父母的先天之精气、饮食物经消化后生成的水谷精微之气和肺吸入的自然界清气。

先天之精气禀受于父母，由父母生殖之精化生而成，并藏之于肾；水谷精微之气依赖于脾胃的运化功能；存在于自然界中的清气则依赖于肺的呼吸功能才能吸入。而这三部分都是与饮食息息相关的。有人说，先天之精气禀受于父母，和饮食有什么关系呢？和我们的饮食无关，但是却与父母的饮食相关。试想，如果父母饮食不佳，那么遗传给我们的先天之精气能有多好呢？水谷之精气则是饮食的直接反应，而肺要想实现其吸入清气的功能，其自身也离不开水谷精微的滋养。可以说，人在出生后，必须依赖于饮食的营养来保证人体"气"的畅通，进而维持正常的生命活动。

（二）血与生机饮食

血和气一样，都是构成人体和维持生命活动的基本物质。对于女性来讲，更是以血为本，肌肤、毛发、五官都离不开血的滋养。而女性月经、怀孕、生产、哺乳四大险区，也处处考验着血气的虚实平衡。除了健康，女性可能更在意的是美貌，可以毫不夸张地说，世上没有任何一种化妆品可以像血液一样体贴肌肤。虽然如此，血液也难免出点差错，如血虚、血瘀、血热等，这就需要养血。

而"吃"正是养血必不可少的环节，如红枣历来都是补血养血的佳品，可补中益气、养血安神。贫血的人每天吃上几颗上等的红枣，就可面色红润，容光焕发；经常吃些红糖也有很好的补血效果。除了红枣、红糖，还有黑木耳、黑芝麻、花生等，都是补血的佳品。与吃药比起来，饮食疗法既经济又有效，而且还免去了吃药的痛苦。当然，中医强调的是治未病，平时就要注意这些食物的摄入，那么血液就会充盈，身体就能康健，面色也就自然红润。

（三）津液与生机饮食

与气和血一样，津液也是构成人体的基本物质之一，是机体一切正常水液的总称，其主要作用就是滋润和濡养。如润泽浅表的皮毛、肌肉，滋润深部的脏腑，充养骨髓和脑髓，润滑眼、鼻、口等孔窍，滑利关节等。一旦津液输布、排泄功能遭到破坏，就会滋生水饮，或者酿生痰浊，从而出现一系列的病理变化。

那么，津液与生机饮食有关系吗？当然有。先说津液的生成，津液源于饮食水谷，经胃的受纳、腐熟、消化，将精微部分下传至小肠，再经小肠泌别清浊，吸收其中的水谷精微，向上输送到脾，剩余的糟粕部分则下传至大肠，大肠可吸收糟粕中的残余水分，最后形成粪便，从肛门排出。该生成过程的前提就是饮食，吃得好，吃得对，津液的生成就不会出现问题；吃得不好，吃得不对，津液的生成就会出现麻烦。就拿"辣"来说，在有些人眼中，"辣"是人间第一美味，每餐没有辣椒、辣酱就觉得饭菜难以下咽。但是，吃辣虽然能满足一时的口味快感，但吃多了就会产生副作用。在中医，辣椒被称为"辛味食物"，吃多了就会伤耗津液，引起"燥"证，出现口干咽燥、咳嗽少痰等。尤其是在秋季，人体极易受到燥邪侵袭而伤肺耗津，此时若只顾逞一时痛快，过后只能等着咽喉肿痛、便秘上火找上门。

虽然气、血、津液三者的性状以及生理功能有着各自的特点，但都是构成人体和维持人体生命活动最基本的物质。重要的是，三者的组成均离不开脾胃运化而生成的水谷精微。所以说，生机饮食与气、血、津液都是分不开的。

 生机饮食怎么吃最好

生机饮食近年来大行其道，社会各界普遍认为这种饮食方式是有机的、清洁的、平衡的，生机饮食已经成为了健康饮食的代名词。那么，如何才能做到生机饮食呢？

（一）有机饮食一步曲——选材

实现有机饮食的第一步就是要减少不必要的食品添加物的摄取，这也是最容易执行的方式。中医讲究自然，讲究纯粹，这样才能阴平阳秘。对于一种草本来说，如果你总是人为地给它喷洒药剂，则会破坏其自身的平衡，这样的食物当然不够生态、不够绿色。因此，那些带有食品添加物（如防腐剂、着色剂、食用色素、漂白剂等）的食物最好别吃。因为那些添加物不过是为了满足你的视觉、嗅觉、味觉和口感，实际上对你的健康不但没有多大益处，过量食用还可能对肝肾造成伤害，甚至会有致癌的危险。

（二）有机饮食二步曲——烹调

有机饮食二步曲说的主要是烹调方式，即要做到"三少"，即少油、少盐、少糖。做到这三点也就做到了中医一直强调的饮食要清淡，少吃膏粱厚味。如糖尿病、高血压患者多数与食用膏粱厚味有关。《黄帝内经》讲："膏粱之变，足生大疔。"有人说，西方人不是整天吃肉吗？人家怎么没有得糖尿病啊？这与东西方人的体质有关。西方人几千年来就是以肉食为主，所以他们消化肉食的能力要比我们强得多。而我们的祖先是以纤维性食物为主的。但是随着改革开放，老百姓可以整天食用"膏粱厚味"，而脾胃代谢运化功能却无法跟上而致失常。这个时候，膏粱厚味就在体内存积起来而成为疾病。

（三）有机饮食三步曲——膳食纤维

选择天然的、少加工的高纤食材。膳食中有适量的膳食纤维时，可促进肠道蠕动，使大小便顺畅。而富含高纤维素的食物主要是各种谷物，这正与中医说的"五谷为养"相契合。如糙米，中医认为糙米味甘、性温，可健脾养胃、补中益气、调和五脏、镇静神经，可促进消化吸收。

总之，有机饮食能完整保留食物本身所含的营养，是一项需要长久经营的"净身工程"，是一种生活的态度。当然，在强调生机饮食的同时，也要注意一些问题，否则可能会走错路。

（1）生机饮食不等于吃素　和素食、生食一样，生机饮食也强调以植物性食物为主，但这并不是说一点肉都不吃。中医讲求平衡，饮食也需要全面摄取，这样才能维持身体的平衡。因此，我们倡导生机饮食并不排斥那些绿色食品，如牛奶、鸡蛋、鸡肉、鱼肉等。

（2）体质差异影响大　中医的一大特色就是"辨证施治"，不同的体质，即使一样的病症也要下不同的药。生机饮食也是一样，它并非适合所有人，对于容易便秘的患者来说，固然有助于大便的通畅，但是对于肠胃不好或体质虚寒的人来说，那就是一大折磨了！

（3）**营养满分的饮食观** 所谓生机饮食，并不是什么都生吃，而是说能够生吃的就尽量生吃。因为生吃省去了烹调这一关，因此，食物原有的平衡就保住了，这样更有利于健康。像沙拉中常看到的莴苣、小黄瓜、西芹、小番茄等，都是很好的生食材料。

（4）**多吃应季食物** 正当产季的蔬果永远是最好的选择。为什么这么说呢？因为四时阴阳是万物的根本，"从之则生，逆之则死"。饮食也一样，也要顺乎四时阴阳，以菠菜来说，菠菜为春天的应时蔬菜，具有滋阴润燥、舒肝养血等作用，而春季与肝脏相对应，正好是养肝的季节。

（5）**向精致口腹之欲说拜拜** 越是原始的食物，被破坏的营养越少，其中营养的保存也就越完整。因此生机饮食应少吃精致的东西，如精米、精面等，而是要多吃较原生态的糙米、全麦等。

（6）**当心拮抗现象** 凡事都讲究"度"，生机饮食也不可过度进取。任何一类食物过度摄食，都会导致人体内部阴阳失调。而疾病的本质就是阴阳和谐受损的结果。正常情况下，阴阳对立统一，有度、有序，适时、当位，和谐；一旦阴阳运动"失度"、"失时"、"失序"，阴阳和谐则被破坏，就会产生疾病。所以说，只有均衡、多样化地摄取食物，同时按照季节交替分食不同的有机食品，才是真正的生机饮食。

第七章 用饮食改善你的体质

体质由先天禀赋和后天调养而决定，而日常生活、饮食营养、季节气候、药物、运动、情志调养等后天因素都会影响体质状况，其中饮食营养尤为重要。中医饮食观讲究：辨体施食；就是要求根据不同的体质特征，确定相应的养生方法。因此，学会辨别体质类型，选择恰当的饮食调养方式，养成良好的习惯，在一定程度上也能起到防病治病、延年益寿的目的。

一 阴虚体质

中医养生讲究"阴阳平衡"，"阴虚"则阴阳失衡，要想保证人体生理活动协调平衡，就不可忽视对阴虚体质的改善。

（一）体质自测

从西医来看，阴虚是指体内储备的营养物质不足，全身脏腑组织滋养功能减退。而且体内营养的透支还会使身体的兴奋与抑制失衡，容易出现机能亢奋症状。

从中医来看，精血和津液都属阴，一旦亏损则会导致阴虚。而阴虚体质多由先天禀赋不足、后天调养不当或久病不愈所致。该类人群身体瘦弱，体型瘦长，性情活泼好动，遇事容易急躁，最显著的特征是口干舌燥、手足心热、面色潮红、两目干涩、视物模糊、唇红而干、舌红少苔、皮肤微干、易生皱纹、脉细数、眩晕耳鸣、便秘盗汗、小便短少、出虚汗。

该体质多发生在老年人、更年期男女，以及精神压力过重、睡眠不足、精力消耗多的中年人。而且患有结核病、癌症、肝硬化、甲状腺功能亢进（甲亢）、糖尿病等慢性疾病，长期未能控制的人群也多属该体质。

（二）饮食调养

阴虚体质者的饮食养生应注意以下要点。

（1）**滋阴与清热并用** 阴虚则内热生，因此阴虚体质者滋补时一定要把握"滋阴可除热，清热可存阴"的道理，注意滋阴与清热同用。尤其是夏天宜吃清热养阴的食物。因为夏季天气炎热，易耗伤人体阴精。而阴虚体质者本身就怕热，饮食调养需清暑滋阴。糯米、绿豆、豆腐、甘蔗等养阴食物是最好的选择。

（2）**生津、养阴的结合** 阴不足则精、血、津液虚亏，故调养时需将填精、养血、生津结合起来。尤其是秋末冬初时宜吃生津养阴的清补类食物。因为，这时天气偏燥，燥邪易伤津，而清补类食物可以缓解该类人群的不适症状。如绿豆、黄瓜、菠菜、白菜、芹菜、茄子、百合、甘蔗、竹笋、鸭肉等食品都可放心选用。

（3）**养阴离不开理气健脾** 滋阴之物多柔腻，久服易伤脾阳，容易出现胃纳呆滞、腹胀腹泻等，故食补养阴需兼顾健脾之物的摄取。如莲子、胡萝卜、山药、莲藕、南瓜、香菇及大枣等食物。

此外，阴虚体质者冬天宜吃滋补肝肾的食品。因为冬天人体阳气盛于里，而虚于外，而滋补肝肾的食物富含优质蛋白质、纤维素、维生素等营养素，对阴虚体质者有利。如黑芝麻、银耳、黑木耳、苦瓜、白菜、梨等都可适度食用。另外，阴虚体质者不宜多吃温热性食物，如羊肉、狗肉、韭菜、辣椒、桂圆、荔枝、大蒜、胡椒、花椒、生姜、桂皮、五香粉等，否则容易伤阴助热。而且夜间要少喝兴奋饮料，咖啡、荼要慎用。

（三）滋补膳食

山药炖兔肉

材料：鲜山药150g，兔肉120g。

调料：葱段、姜片、清汤、五香粉、味精、盐、料酒、植物油各适量。

做法：① 鲜山药去皮、洗净、切小块；兔肉洗净、切小块。

② 锅内倒油适量，烧六成热后放入兔肉块，用大火烧至变色；再放入山药块、姜片、葱段同炒，加清汤、五香粉、料酒，用小火烧煮；待肉熟山药变软后，用适量盐、味精调味即可。

功效：养阴生津、润肠通便。对阴虚津液不足引起的大便秘结有较好的食疗价值。

甲鱼大蒜汤

材料：甲鱼500g，独头大蒜150g。

做法：① 将甲鱼宰杀、去内脏、洗净切块；大蒜去皮洗净备用。

② 甲鱼块入清水锅中煮沸，放入去皮大蒜一起炖至烂熟，适当调味后即可食用。

功效：滋阴凉血，益气补虚。对阴虚风动者有很好的治疗作用。

（四）特殊关爱

保健方向	保 健 要 点
生活调理	保持情绪稳定，减轻精神压力，节制性生活，不可过度熬夜，避免剧烈运动，戒酒忌烟，因酒烟伤阴，易使内热加重
中药调养	宜用养阴、清热、生津的中草药，如鳖甲、龟甲、地黄、天冬、麦冬、石斛、女贞子、山茱萸、知母、黄柏、灵芝、桑椹、玉竹、沙参等，代表古方五汁饮
疾病预防	失眠、高血压、糖尿病、结核病、胃及十二指肠溃疡等疾病是预防重点

 # 阳虚体质

中医养生讲究阴阳之道，"阴"可以想象成"水"，"阳"可以想象成"火"，水火化"气"，气化生则生命立，如果体内的火相对于水要少，就会因"火力不足"而出现阳虚。

（一）体质自测

西医认为，阳虚是人体机能减退或衰退、反应低下及代谢热量不足的一种体能状态。研究表明，阳虚体质主要与缺铁、低血压、身体消瘦、甲状腺功能低下等因素有关。

中医认为，人体阳气在上在外，这样才能起到保护身体、抵御外邪的作用。反之，人体阳气失去了正常的位次而不能发挥作用，人的寿命则会减损，生命机能也会减退。总的来说，阳虚体质者的特征是面色唇色苍白，眼睛周围晦暗，毛发易落，舌淡胖嫩，舌边有齿痕，苔润，脉象沉迟，形体白胖，肌肉松软，手脚四肢冰冷，易疲倦，喜热食，厌凉食，睡眠偏多，易出汗，性格沉静、内向，少气懒言，精神不振；此外，男性容易遗精，女性白带清稀，常有腹泻、尿频、性欲衰退等现象。

（二）饮食调养

阳虚体质者的饮食调理需要把握以下几个方面。

（1）**饮食调养的关键是补阳** 因为温阳之物性味辛热，有散寒祛湿、活血通经的作用，阳虚体质者食之可以改善身体畏寒、怕冷、四肢不温，甚至手脚冰冷等症状。如辣椒、桂皮、芥末、香菜、花椒等温阳之物均可食用。

（2）**补阳重在补脾肾之阳** 因为五脏之中，脾为阴气生化之源，肾为一身的阳气之根，而二者又互为结果。比如，脾阳虚不能运化水谷精气以充养肾，导致肾阳虚；肾虚衰不能温养脾阳，导致脾阳虚。因此，当着重补脾肾之阳。

（3）宜多食温补类食物　该类食物具有温补阳气、温中暖下、益气补虚的功效，对四肢不暖、腰膝冷痛的阳虚体质者有较好的食疗价值。其代表食物有淡菜、韭菜、狗肉、羊肉、荔枝、葱、丁香、姜、胡椒、茴香、人参、蛤蚧、鹿肉、牛鞭、桂圆等。

需注意的是，阳虚体质者不宜吃生冷苦寒食物。因为寒凉性食物属阴，有清热、泻火、凉血、解毒等功效，阳虚体质者本身就畏寒肢冷，多食寒凉性食物不宜改善体质。如苦瓜、番茄、茭白、荸荠、百合、藕、竹笋、魔芋、空心菜、泥螺、海蜇、海带、紫菜、牛奶、甘蔗、梨、西瓜等寒性食物都要慎食。

（三）滋补膳食

韭菜炒虾仁

材料：韭菜350g，鲜河虾250g，鸡蛋1个（取蛋清）。

调料：植物油、盐、味精、生粉各适量。

做法：① 韭菜洗净，切段；鲜河虾去头、壳、尾，取虾肉，用盐、生粉、蛋清搅拌上劲。

② 锅内倒入适量植物油，烧热后放入虾仁略煸，再迅速倒入韭菜翻炒，用适量的盐、味精调味，待韭菜熟后即成。

功效：韭菜温补作用显著，而且与高蛋白的虾仁搭配可全面补充营养，可改善阳虚体质。

益脾饼

材料：山药、熟枣肉各200g，黑芝麻30g，鸡肫皮25g。

调料：糖、陈皮、茯苓各适量。

做法：① 将山药、陈皮、茯苓、鸡肫皮均洗净，山药去皮。

② 将上述食物与黑芝麻制成细粉，再与熟枣肉拌匀，加适量糖制成饼，上屉蒸熟即可。

功效：温中健脾。对食欲不振者有较好的食疗价值。

（四）特殊关爱

保健方向	保健要点
生活调理	避免穿紧身衣裤，以免妨碍血液循环。夏末秋初加强耐寒锻炼，坚持用冷水洗脸、洗鼻。适当进行"春捂秋冻"的锻炼。天凉时注意增减衣服，特别重视头、腹背与足部的保暖，睡前坚持用温热水洗脚
中药调养	可选用补阳祛寒之物，如鹿茸、海狗肾、蛤蚧、冬虫夏草、肉苁蓉、补骨脂、杜仲、菟丝子等。平时畏寒易感冒者可用人参、黄芪、当归、陈皮、升麻、柴胡、白术、炙甘草等中药
疾病预防	这类人群发病多为寒证，日常生活需警惕对肿胀、泄泻、阳痿等病症的预防

阳盛体质

人体阴阳平衡，才能活得更健康。阴阳平衡好比两杯水平线同样高的水，一旦代表阳的杯内水高过了水平线，就会出现阳盛，不利于健康。

（一）体质自测

中医认为，阳盛体质者是机体阳气偏盛，身体机能亢奋，并以邪热为表象的病理状态的人。该类人群的体质特点是身体健壮，精力旺盛，声音洪亮，呼吸气粗，中气十足，脉洪数有力，舌红苔薄黄，脸色偏红，眼睛有红血丝，唇色较深，爱喝冷饮，体温较高，口干舌燥，脾气较差，抗病能力较强，对气候适应力较强，容易烦躁不安、失眠、腹胀、口臭、便秘、小便热赤、大便熏臭、长痘疹、流汗。

（二）饮食调养

阳盛体质者饮食方面需多用滋阴、清淡之物，因为这类食物有助于泄阳火、解燥热。代表食物有芹菜、菠菜、油菜、黄花菜、生菜、丝瓜、黄瓜、芦笋、百合、荸荠、番茄、苜蓿、葫芦、苦瓜、莲藕等蔬菜；鸭肉、兔肉、牡蛎、蟹、蚌等肉食；梨、李子、枇杷、柿子、西瓜、柚子、柑、橙子、甜瓜、罗汉果水果。

同时，阳盛体质者不宜多食温阳类食物，因为这类食物具有温阳益气的作用。而阳盛体质者多喜凉怕热，多食温阳类食物易生内热，刺激神经，扩张血管，容易产生疲惫感，而加重血热阳盛。应忌食的食物有牛肉、狗肉、鸡肉、鹿肉、韭菜、核桃、小米、桂圆、辣椒、葱、蒜、胡椒、花椒、生姜、芥末、酒等。而且该体质者还需忌用药酒，特别是壮阳之类的药酒更应慎用。

（三）滋补膳食

银叶红枣绿豆汤

材料：干银杏叶15g，红枣10枚，绿豆100g。

调料：白糖适量。

做法：① 银杏叶洗净、切碎；红枣用温水浸泡片刻洗净；绿豆除去杂质、洗净、滤干。

② 将银杏叶倒入沙锅内，加适量清水，用小火烧开，20min后，将银杏叶捞出，留汤。

③ 再将红枣、绿豆倒入沙锅内，煮至红枣、绿豆滚熟后，加适量的白糖即可服用。

功效：本汤品有滋阴的功效，对改善阳盛体质有较好的作用。

绿豆冰粥

材料：绿豆150g，大米50g，鸡蛋2个。

调料：冰糖或蜂蜜适量。

做法：① 鸡蛋煮熟去壳备用；绿豆、大米淘洗干净。

② 锅内加入适量清水，再加入绿豆、大米，用大火烧沸后改小火炖30min左右，再加入鸡蛋，食用前用蜂蜜调匀即可。

功效：本粥滋阴功效显著，适宜阳盛体质者食用。

（四）特殊关爱

保健方向	保健要点
生活调理	培养良好的性格，加强道德修养和意志锻炼；积极参加体育锻炼，让多余阳气散发出去；起居有常；定时排便，防止便秘
中药调养	可常饮用菊花、苦丁茶。大便干燥者宜用麻子仁丸或润肠丸；口干舌燥者宜用麦门冬汤；心烦易怒者宜服丹栀逍遥散
疾病预防	这类人群不易生病，一旦患病，多为突发病、急性病，多见感染性和传染性疾病

四、气虚体质

气是人体最基本的物质，由肾中精气、脾胃吸收的水谷精微之气和肺吸入的清气结合而成，一旦人体元气不足，就会引起一系列病理变化，导致气虚。这与现代医学的"亚健康"概念极为相似。

（一）体质自测

中医认为，气虚多由先天禀赋不足，或后天失养、劳伤过度、久病不复、肺脾肾等脏腑功能减退导致气生化不足，从而导致机体功能活动低下或衰退，抗病能力下降等衰弱现象。

临床上包括肺气虚、心气虚、脾气虚、肾气虚诸证，其症状如下。

① 肺气虚者多有全身疲乏无力、精神不振、少气懒言、语言低微、自汗怕动、舌质淡、胖嫩、脉虚无力、呼吸短促、少气懒言、音低等特征，并伴有咳嗽、咳痰等症。

② 心气虚者气短、心悸怔忡、精神委顿等症突出，并伴有虚软无力、心神不宁等症。

③ 脾胃气虚者的突出特征为面色萎黄、精神疲惫、四肢倦怠、食欲减退，并伴有脘腹胀闷、消化不良、大便溏薄、中气下陷、脱肛、尿意频等症。

④ 肾气虚者的表现为面色晦暗、头晕目眩、耳鸣耳聋，并伴有腰膝酸软、小便清长、性机能减退、舌淡润、尺脉虚弱等症。

（二）饮食调养

气虚体质者的饮食养生原则为补气养气，而肺主一身之气，脾胃为"气生化之源"，肾藏元气，故饮食调养需兼顾脾、胃、肺、肾的滋补，且皆当温补。具体调养时需注意以下几个方面。

（1）**宜吃平补食物**　因为平补食物性味平和，不仅可以补充机体所需营养，增强机体免疫能力，而且长期食用也不会产生不良影响。适宜食用的食物有谷类、豆类、蔬菜类、鱼类、猪肉、鸡蛋、黑木耳、花生、松子等。

（2）**宜吃健脾益气之物**　因为该类食物有补脾气、肺气、心气的功效，可以有效改善气虚体质者易出虚汗、语声低微、乏力疲倦等不适症状，代表食物有小米、粳米、糯米、莜麦、扁豆、菜花、胡萝卜、香菇、豆腐、马铃薯、红薯、牛肉、鸡肉、鸡蛋、鲢鱼、黄鱼、比目鱼等。

（3）**秋季则需适当吃些养肺类食物**　因为秋季寒凉干燥，人体肺脏最易受伤害，饮食护理不当就容易患上咳嗽、气喘等呼吸道疾病。而养肺类食物性平、味甘，具有补肺敛汗、养阴润肺、益气补虚的功效，可以显著改善气虚体质者气急喘促、出汗、易患感冒等问题，如芝麻、蜂蜜、山药、藕、银耳、雪梨、百合、大枣等食物都可放心食用。

需要注意的是，气虚体质者不宜多吃油腻厚味、辛辣、生冷食物，因为该类人群本身有食欲不振、气血不足的问题，而过度进食这些食物易引起血液运行不畅，加重气虚。因此，要忌食山楂、蒜、薄荷、柚子、柑橘、萝卜、芥菜、菊花、茶叶等。

（三）滋补膳食

人参莲肉汤

材料：人参6g，莲子10枚。

调料：冰糖适量。

做法：① 莲子洗净、去心。

② 将人参、莲子放入瓷碗中，加适量清水浸泡片刻，并加适量冰糖。

③ 将碗置于蒸锅中，隔水蒸1h即成。

功效：本汤品有补气养气的作用，对脾气虚弱者有显著的食疗价值。

山药薏仁茶

材料：淮山药、薏苡仁各15g。

做法：将淮山药、薏苡仁洗净，放入加有清水的锅中，熬沸晾凉后，即可饮用。

功效：气虚者多饮本品有补充中气、调养精神、改善脸色的作用。

香菇泥鳅粥

材料：泥鳅、香菇各30g，粳米80g。

调料：蒜碎适量。

做法：① 泥鳅处理干净；香菇洗净、泡软；粳米洗净。

② 将所有材料放入锅内，加适量清水，大火煮开后转小火熬煮成粥，食用前加少许蒜碎即可。

功效：香菇泥鳅粥对气虚及胃肠功能差的人有很好的滋补功效。

（四）特殊关爱

保健方向	保 健 要 点
生活调理	培养豁达乐观的生活态度，保持稳定平和的心态。不可过度劳神、紧张、悲观
中药调养	平素气虚之人宜服金匮薯蓣丸；肺气虚宜选补肺汤；脾气虚宜选四君子汤、参苓白术散；肾气虚可服肾气丸
疾病预防	这类人群易患感冒、胃下垂等疾病，而且病后抗病能力弱且难以痊愈

五、气郁体质

气是人体生命运动的基础和动力，一旦气机郁结，就会造成情志不畅，而长期气郁会严重危害健康。现代人生活节奏快、压力大，更要注意改善这种体质，尤其是年轻女性更不可大意。

（一）体质自测

中医认为，气郁多由烦闷忧郁、心情不畅所致，与先天禀赋、后天环境及饮食调养有关，还与脾、胃、肾、肺生理功能的正常运作密切相关。气郁体质者临床上多见以下症状：消瘦或偏胖，面色萎黄或苍暗，舌淡红，苔白，脉数细，胸闷不舒，性情急躁，易怒，易激动或忧郁寡欢，胃脘胀痛，吐酸水，呃逆嗳气，大便泄利不畅，生闷气时头痛眩晕。女性还伴有乳房、小腹胀痛及月经不调、痛经等不适反应。

（二）饮食调养

气郁体质者的饮食调理主要以理气、行气为原则。具体要点如下。

（1）**适宜进食清淡的食物**　因为这些食物富含纤维素、矿物质等营养素，尤其是丰富的血清素能提升人的快乐感，可以有效改善气郁体质。其代表食物有油菜、菠菜、番茄、南瓜、黄瓜、萝卜、黄豆、豌豆、蚕豆、豆芽等。还要多喝开水、淡茶、果汁饮料、豆浆、牛奶等流质食物。

（2）宜吃补气血的食物　因为补气血的食物可以达到理气解郁的效果。如蔬菜、鱼、瘦肉、乳类、豆制品都是较好的选择，而且还可以进补红枣桂圆汤、百合莲子汤，因其健脾、养心、安神功效显著。

（3）疏肝理气的食品对气郁体质者也有一定的帮助　因其舒畅气机、解郁降气的作用明显，宜于治疗气郁证。常见食物有萝卜、柑橘、刀豆、圆白菜（卷心菜）、芥菜、黄瓜等。

另外，气郁体质者还需注意某些饮食禁忌：第一，不宜过食酸涩食物。因其具有固涩收敛的作用，多食会使血管收缩、血液涩滞，气血运行不畅。比如，醋、酸白菜、泡菜、酸枣、酸梨、酸葡萄、柠檬、柿子、石榴、橄榄等都要慎食。第二，不宜过食辛辣刺激性食物。这些食物性温热，多食易助热生火，引起大便干燥、消化不良等症状，还会影响正常睡眠。如辣椒、葱、蒜、姜、洋葱、浓茶、咖啡、胡椒等食物都不宜食用。此外，该类人群还需少量饮酒，以活血脉，提高情绪。睡前避免饮茶、咖啡等提神醒脑的饮料。

（三）滋补膳食

萝卜丝炒牛肉丝

材料：白萝卜500g，牛肉250g。

调料：植物油、盐、黄酒、香葱段、酱油、淀粉各适量。

做法：① 白萝卜、牛肉洗净、切细丝；牛肉丝用适量的盐、黄酒、酱油、淀粉拌匀。

② 锅中放入适量植物油，烧热后，放入萝卜丝，加盐适量，炒至八成熟，盛起。

③ 再起油锅，大火烧热后，放入牛肉丝；翻炒3min后，放入萝卜丝拌匀；再加少许黄酒、冷水，焖烧3min后加香葱段，即可食用。

功效：疏肝理气，散血化滞。本品能够改善气郁者的不适反应。

茉莉鸡片汤

材料：鸡胸脯肉150g，茉莉花10g，鸡蛋1个（取蛋清）。

调料：水淀粉、料酒、白兰地、盐、味精、胡椒粉各适量，鸡汤适量。

做法：① 茉莉花摘去心，洗净；鸡胸脯肉剔净筋膜，切片，用盐、料酒、白兰地、胡椒粉、鸡蛋清、水淀粉拌匀。

② 汤锅上火，放清水，煮沸后放入鸡片氽熟，捞出，沥净水分放入汤盆中，撒上茉莉花瓣。

③ 汤锅上火，放入鸡汤，煮沸去浮沫；用盐、味精调好味，倒入汤盆内即成。

功效：本汤具有益气解郁、补而不滞的功效，适宜体虚气郁者食用。

（四）特殊关爱

保健方向	保健要点
生活调理	注意调摄情志，培养开朗、豁达的心态；多参加集体性运动，结交朋友，解除自我封闭状态
中药调养	宜用香附、乌药、小茴香、青皮、郁金等疏肝理气解郁的中药，代表方剂有逍遥散、舒肝和胃丸、开胸顺气丸、柴胡疏肝散等
疾病预防	失眠、抑郁症、神经官能症等疾病是该类人群的主要患病倾向

六 血虚体质

血液含有人体所必需的营养物质，是人体生命活动的物质基础，血液一旦亏虚，就会出现"血虚"的病理现象。为了全面呵护健康，不可忽视对该体质人群的改善和护理。

（一）体质自测

血虚由脾胃虚弱、饮食不足、肾气亏虚、失血过多、劳累过度等因素引起，临床症状可归纳为脏腑失于濡养和血不载气两个方面，具体特征如下。

（1）**脏腑失于濡养** 多见面色无华、唇色爪甲淡白、头发焦枯、皮肤干燥、头晕目眩、心悸怔忡、肢体麻木、筋脉拘挛，以及大便干燥、小便不利、失眠多梦等症状。

（2）**血不载气** 多见气短自汗、疲倦乏力、少气懒言、言语低微等症状。

（二）饮食调养

中医讲究"虚则补之"，血虚者饮食调养的原则为调理脾胃以助血液生化之源，滋补肝肾以补血。下面几个要点需要把握。

（1）**宜吃补血类食物** 补血、养血、生血类食物可促进人体造血功能，改善疲倦乏力、头晕、头痛等症状，血虚者食用该类食物可有效改善不适症状。如乌骨鸡、黑芝麻、胡桃肉、龙眼肉、鸡肉、猪血、猪肝、红糖、赤小豆等都可以放心食用。

（2）**宜吃高铁、高蛋白和高维生素的食物** 医学证实，人体含铁量为4～5g，其中大部分存在于血红蛋白之中。而富含高蛋白的食物可以很好地促进体内铁的吸收、利用。同时，铁元素的吸收还有赖于维生素A的参与。因此，血虚体质者应注意摄取富含高铁、高蛋白和高维生素的饮食。含铁丰富的食物有鲤鱼、黑木耳、海带、紫菜、猪肝、五香粉、田螺、鸡血、淡菜、苋菜、虾、黄豆、黑豆、海蜇、菠菜等。含高蛋白的食物有各种豆制品、鱼类、猪肉、猪肝、牛肉、牛肝、牛奶、兔肉、蛋类、花生、紫菜、蘑菇等。富含维生素A的食物有胡萝卜、菠菜、河蚌、对虾、海蟹、全脂奶粉、带鱼、鸭蛋等。

尤其需要指出的是，血虚体质者不宜吃辛辣燥热之物。因为这些食物易动火耗血，与血虚体质者的特征恰恰相反。如海藻、荷叶、白酒、薄荷、菊花、槟榔、生萝卜等食物应忌食或少食。

（三）滋补膳食

当归黄芪补血鸡

材料：鸡腿1只，黄芪50g，当归、枸杞子各10g。

调料：盐、米酒各适量。

做法：① 鸡腿切小块，在沸水锅中汆烫后去血水。

② 鸡腿与黄芪、当归、枸杞子放入加有适量清水的锅内，大火煮开后，转小火煮至鸡腿熟烂。

③ 食用前用适量的盐、米酒调味即可。

功效：本品有补血补气之效果，可增强造血功能，以改善血虚引起的手足冰凉。

四味补血粥

材料：粳米120g，当归12g，黄芪、红花各6g，川芎5g。

调料：米酒、鸡汤各适量。

做法：① 用米酒洗当归，川芎、黄芪切薄片，与红花一起放入布袋，加适量鸡汤和清水，用小火煎熬出药汁；粳米洗净。

② 拿去布袋，加粳米，用大火煮开，再用小火熬成粥状即可。

功效：本粥为补血养血的佳品，适用于血虚引起的面色苍白，还可消除皮肤黑斑与黑眼圈。

（四）特殊关爱

保健方向	保健要点
生活调理	注重精神修养，避免烦闷不安；谨防"久视伤血"，不可劳心过度
中药调养	可用当归、白芍、阿胶、熟地黄等养血之药，还可配健脾和胃、益气生血、补肾生血等方剂，如当归补血汤、四物汤或归脾汤
疾病预防	该类人群需警惕感冒、传染病、中风（脑卒中）、冠心病等疾病

七　血瘀体质

血瘀是指血管不通，出现坏死细胞，越堆越多就会堵塞经络，堵塞血管。血瘀阻不通的人就属于血瘀体质。

（一）体质自测

中医认为，血瘀形成的原因有气滞、血行受阻、气虚血运迟缓、痰浊阻于脉络、寒邪入血、邪热煎熬血液等，其体质特征有面色晦滞、口唇色暗、眼周暗黑、肌肤甲错、舌紫暗或有瘀点、脉细涩或结代、易出血、脱发、性格内郁、急躁健忘，女性易痛经、经闭、崩漏等。一旦患病则上述症状加重，而且头、胸、胁、少腹或四肢等处有刺痛感。

（二）饮食调养

血瘀体质者需进食具有活血、散结、行气、疏肝解郁等功效的食物，如粳米、玉米、荞菜、香菜、胡萝卜、佛手、生姜、油菜、茄子、黑木耳、藕、山楂等。还可饮少量红葡萄酒或米醋。因为红葡萄酒能扩张血管，改善血液循环；米醋能降低血脂、血黏度。但是气滞血瘀体质者还需注意以下几方面。

（1）不吃易胀气的食物，如甘薯、芋艿、蚕豆、栗子等。

（2）不宜多吃肥肉、奶油、鳗鱼、蟹黄、蛋黄、鱼子、巧克力等及油炸食品与甜食，以防血脂增高，阻塞血管，影响气血运行。

（3）不宜吃冷饮，避免影响气血运行。

（4）少吃盐和味精，进食过多会增高血黏度，加重血瘀程度。

（三）滋补膳食

当归田七乌鸡汤

材料：乌鸡1只，当归15g，田七5g，生姜1块。

调料：盐适量。

做法：将乌鸡、当归、田七、生姜均洗净，置盆内，加适量盐与清水，用大火隔水蒸3h后服食。

功效：散瘀止痛，补气养颜。

山楂粥

材料：山楂30g，黑米100g。

做法：① 将山楂用适量温水泡发备用。

② 锅中放入适量清水，烧沸后小火煮20min，去渣留汁。

③ 黑米洗净，放入山楂水中煮成粥状即可。

功效：本粥滋阴养心、暖胃止虚、健脾养肝作用显著。

（四）特殊关爱

保健方向	保 健 要 点
生活调理	培养乐观的情绪，避免苦闷、忧郁；多做有益心脏、血脉的活动，以助气血运行；保健按摩可使经络畅通，缓解疼痛、稳定情绪、增强人体功能，如用拇指或中指指端按揉三阴交，每次 1～3min
中药调养	选用地黄、丹参、川芎、当归、五加皮、地榆、续断等活血养血之品，可服用桂枝茯苓丸等
疾病预防	瘀血体质不加调理，容易患脑出血、中风、冠心病等疾病

八 痰湿体质

痰湿是脾运化水湿功能失调而产生的一种病理产物，改善该不良体质需从调整自己的生活开始。

（一）体质自测

这类人群的体质特征为形体肥胖，面垢油腻，口中黏腻，舌质淡，苔滑腻，嗜食肥甘，嗜睡，大便次数多，易疲倦、出汗、耳鸣，女性白带过多。一旦生病则胸脘痞闷、咳喘痰多；有的还伴有食少、恶心呕吐、四肢浮肿、头身重困、关节疼痛、肌肤麻木等不适症状。

（二）饮食调养

痰湿体质者的饮食养生应以健脾利湿、宣肺化痰为原则，而且重在肺、脾、肾三脏的调补，因痰湿之生与这三脏的关系最为密切。只有把握好以下几个方面，才能达到健脾利湿、宣肺化痰的目的。

（1）宜吃健脾化湿类食物　因为这些食物可以改善脾胃运化功能，减缓痰凝聚引起的不适反应。代表食物有淮山药、薏苡仁（薏米）、扁豆、赤小豆、陈皮、辣椒、白萝卜、葫芦、豆角、冬瓜、鲫鱼等。

（2）宜吃理气、顺气食物　因为气行则津行，气虚则痰成。而适度补些补气理气之物可以调整气的虚衰与气机，也有益于化湿化痰。比如，薤白、芥菜、橘子、橘皮、荞麦、刀豆、豌豆、玫瑰花、茉莉花等食物对该类人群有一定的食疗价值。

需要注意的是，痰湿体质者不宜多食油腻厚味的食物，因其易助湿生痰，多食较难消化，加重脾胃负担，如鱼、蟹、虾、肥肉等食物要慎食。不宜多吃酸涩食品，如饴糖、石榴、大枣、柚子、枇杷等。而且，不可暴饮暴食，以防生湿生痰。酒品也不宜多饮。

（三）滋补膳食

韭菜炒虾仁
材料：韭菜250g，鲜虾仁100g。
调料：植物油、胡椒粉各适量。
做法：① 韭菜洗净、切段；鲜虾仁洗净。
② 锅中倒入适量植物油，烧热后放入韭菜段煸炒几下。
③ 然后将鲜虾仁放入，再炒片刻，加少许胡椒粉即成。
功效：温中散寒，消肿止痛，活血化瘀。

芡实莲子苡仁汤
材料：排骨500g，芡实、薏苡仁各30g，莲子20g。
调料：陈皮、姜片、盐各适量。
做法：① 将芡实、莲子、薏苡仁放在清水中浸泡清洗。
② 排骨清洗、剁成小块；锅中倒入适量清水，烧开后，放入排骨焯一下，然后把芡实、莲子、薏苡仁、陈皮和姜片倒入锅中，用大火煮开，再改小火炖2h。
③ 出锅前放少许盐，即可食用。
功效：本汤品有健脾化湿的作用，适宜痰湿体质者食用。

（四）特殊关爱

保健方向	保健要点
生活调理	穿衣尽量宽松；不宜住在潮湿的环境；阴雨季节避免湿邪侵袭；坚持体育锻炼，享受日光浴；定期检查血糖、血脂、血压
中药调养	宜服半夏、陈皮、茯苓、甘草等中药，肺失宣降选二陈汤；脾不健运选六君子汤或香砂六君子汤；肾虚选金匮肾气丸
疾病预防	该类人群易患支气管哮喘、慢性支气管炎、肺气肿、动脉硬化、慢性胃炎、慢性肠炎、肥胖症等疾病

第八章 做自己的营养医生

食物营养不仅是维持生命的物质基础，均衡的营养更是健康的源泉。现代人虽然吃得好、吃得精细，但却不知道自己适合吃什么，不能吃什么，更不知道怎么吃才健康，造成营养不均衡。其实，如果懂得什么食物适合自己，每一个人都可以轻轻松松地做自己的营养医生，从营养上把握健康走向。

一本通

中医养生治病

一、青色食物：生命元素大本营

青色是一种介于绿色和蓝色的色彩，食物中的青色对应人体的肝脏，常食青色食物有益肝、缓解肝郁、明目、消除疲劳、提升免疫等功效。

（一）芹菜

芹菜富含蛋白质、糖类、脂肪、维生素、矿物质及有机酸等营养素，磷、钙含量也很高。芹菜叶的营养价值远高于芹菜梗，含有挥发性甘露醇，清香爽口，可增强食欲、解毒消肿、降低血压。

 有机食话

● 性味：性凉、味甘辛。

● 归经：入肺、胃、肝经。

【功效主治】清热除烦、平肝、利水消肿、凉血止血、抗癌，主治高血压、头痛头晕、暴热烦渴、黄疸、水肿、小便热涩不利、妇女月经不调、赤白带下、瘰疬、痄腮等病症。

【选购储存】新鲜芹菜色泽鲜绿或洁白，不带老梗且粗壮，叶柄无锈斑或虫伤。芹菜需用保鲜袋或保鲜膜保存在冰箱冷藏室，且要竖着放，以减少叶绿素的流失。

【饮食误区】芹菜质滑性凉，脾胃虚寒、肠滑不固者要慎食；芹菜有降血压作用，血压偏低者需慎用；男性过多食用芹菜会减少精子数量，影响生育，所以打算生育者应少食芹菜。

【对症食疗方】

高血压、水肿：芹菜40g打汁，饮用。

急性黄疸型肝炎、膀胱炎：芹菜200g，红枣50g，煲汤分次服用。

头痛：芹菜梗适量洗净捣烂，炒鸡蛋食用，每日2次。

失眠：芹菜梗90g，酸枣仁9g，水煎服，1日2次。

肺结核咳嗽：芹菜梗30g，洗净切碎，蜜水炒食，1日3次。

中风后遗症、血尿：鲜芹菜洗净捣汁，每次5汤匙，1日3次，连服1周。

白带：芹菜叶50g煎水，黄酒冲服，1日2次。

有机厨房 •

【吃对才健康】

✔ 芹菜+番茄＝降压、降脂。

✔ 芹菜+牛肉＝瘦身、降压。

✔ 芹菜+核桃＝养血、明目、润发。

✔ 芹菜+豆腐＝润肠、通便、滋阴润燥。

✘ 芹菜+黄瓜＝黄瓜含有的维生素C分解酶，会破坏芹菜中的维生素C，同食营养价值低。

✘ 芹菜+大豆＝芹菜中的纤维物质会影响人体对大豆中铁质的吸收。

✘ 芹菜+鸡肉＝伤元气。

✘ 芹菜+兔肉＝脱发。

✘ 芹菜+菊花＝呕吐。

【营养烹饪100分】

① 实心芹菜宜切丝，空心芹菜宜切段。

② 芹菜的叶、梗含有丰富的营养价值，烹饪时不必摘掉。

【有机果蔬汁】芹菜西柚汁

材料：芹菜150g，西柚1个，蜂蜜适量。

做法：① 芹菜洗净，切小段；西柚去皮，取出果肉，切瓣。

② 将芹菜与西柚瓣放入果汁机中，加入适量蜂蜜，搅打成果汁即可饮用。

功效：降血压，平肝，镇静，止吐，利尿。

（二）白菜

白菜味道鲜美，营养丰富，富含脂肪、蛋白质、碳水化合物、钙、磷、铁、维生素A、维生素B_1、维生素B_2和维生素C等营养素，有"百菜之王"的美称。

有机食话 ••

● 性味：味甘，性平、微寒。

● 归经：归肠、胃经。

【功效主治】除烦解渴、通利肠胃、养胃生津、利尿通便、清热解毒，可治肺热咳嗽、身热、口渴、胸闷、心烦、食少、便秘、腹胀等病症。

【选购储存】新鲜白菜叶片紧密结实、质地细致、无斑点与腐坏。白菜可储存在阴凉通风处，夏季保存时间不宜过久。

【饮食误区】白菜性偏寒凉，胃寒腹痛、大便溏泻、寒痢者不宜多食。

【对症食疗方】

感冒：取大白菜根3条，洗净切片，与30g红糖、3片生姜，用水煎服，每日2次。

百日咳：取大白菜根3条与30g冰糖，加水煎服，每日3次。

秋冬肺燥咳嗽：白菜干100g，豆腐皮50g，红枣6枚，加适量水炖汤，用油盐调味，每日2次。

便秘、烦渴：白菜开水煮汤。

有机厨房 ••

【吃对才健康】

✔ 白菜+辣椒=促进肠胃蠕动，助消化。

✔ 白菜+豆腐=补中、消食、利尿、通便、清肺热、止痰咳的白菜，配上富含植物蛋白质、钙等营养丰富的豆腐，最适宜大小便不利、咽喉肿痛、支气管炎等患者食用。

✔ 白菜+猪肉=白菜含多种维生素、较高钙质及丰富纤维素，猪肉为滋阴润燥的滋补佳肴，适用于营养不良、贫血、头晕、大便干燥者。

✔ 白菜+鲤鱼=营养丰富，可补充蛋白质、碳水化合物、维生素C等营养素，最宜妊娠水肿者食用。

✔ 白菜+虾仁=同食具有高蛋白、低脂肪、钙磷含量高的营养特点，常吃可预防便秘、痔疮及结肠癌等病症，还可有效防治牙龈出血及坏血症。

✘ 白菜+兔肉=腹泻或呕吐。兔肉性凉，易致腹泻；白菜具有通便功效，两者同食，更易引起腹泻或呕吐。

【营养烹饪100分】

① 烹制白菜避免使用铜制锅具，以免维生素C被铜离子破坏，降低营养价值。

② 白菜不宜长时间浸泡，以免水溶性维生素溶入水中，降低营养价值。

【有机果蔬汁】白菜葡萄汁

材料：圆白菜250g，葡萄200g。

配料：柠檬、冰块各适量。

做法：① 用洗净的圆白菜叶子将葡萄包起来。有籽的葡萄则将葡萄剥皮去籽。

②在玻璃杯中加入冰块。

③将包着葡萄的圆白菜放入家用组织捣碎机内，捣碎出汁。用纱布过滤，注入盛有冰块的玻璃杯内。

④或者将圆白菜剁碎，葡萄剥皮去籽，分别放入两层纱布中，用硬的器物压榨，挤出汁，注入放有冰块的玻璃杯中。

⑤柠檬可连皮放入两层纱布中，挤出汁，加入果蔬汁内搅匀饮用。也可直接将整片柠檬放入搅匀的混合果蔬汁中饮用。如果没有柠檬，可用柠檬香精2～3滴加上柠檬酸0.3g代替。

功效：杀菌消毒，安胎止呕。还可预防高血压。

（三）黄瓜

黄瓜含有丰富的矿物质、果胶质、少量维生素、细纤维素及大量的水分，是一种优质的低热量食品。

有机食话 ●

● 性味：味甘、性寒。

● 归经：归胃、小肠经。

【功效主治】清热、解渴、利尿，可缓解黄疸、胆囊炎、产后腹痛等病症与不适。

【选购储存】宜选带刺、鲜绿、粗细均匀的黄瓜。保存时应先把表面的水分擦干净然后放入密封塑料袋中。

【饮食误区】黄瓜性凉，脾胃虚弱、腹痛腹泻、肺寒咳嗽者不宜多吃；而且肝病、心血管病、肠胃病，以及高血压患者不要吃腌黄瓜。

【对症食疗方】

黄疸：黄瓜皮，水煎服，每日3次；或黄瓜根，捣烂取汁，每日早晨温服一杯。

胆囊炎：黄瓜藤60g，水煮加鸡胆汁冲服。

产后腹痛：黄瓜藤三尺，阴干水煎服。

有机厨房 ●

【吃对才健康】

✔ 黄瓜＋蜂蜜＝黄瓜和蜂蜜都有润肠通便的功效，同食功效更佳。

✘ 黄瓜＋番茄＝黄瓜中的维生素分解酶会破坏番茄中的维生素C，影响维生素C的吸收。

✘ 黄瓜＋菜花、菠菜、小白菜＝会影响人体对维生素C的吸收。

✗ 黄瓜＋花生＝黄瓜是寒性食物，花生中含有较多的油脂，同食易致腹泻。

【营养烹饪100分】黄瓜当水果生吃时不宜多食；黄瓜维生素含量较少，吃时最好搭配其他蔬果；黄瓜尾部不要全部丢掉，因其含有较多苦味素，有抗癌作用。

【有机果蔬汁】小黄瓜西瓜汁

材料：小黄瓜500g，西瓜200g。

配料：冰块适量。

做法：① 将小黄瓜洗净，切成条状。

② 西瓜去皮、去籽，将瓜瓤切成小块。

③ 将小黄瓜条和西瓜块放入榨汁机中榨取汁液。

④ 将冰块放入杯中，并将榨汁机中的蔬果汁倒入杯中，搅匀后即可饮用。

功效：本品含有丰富的水分、蛋白质、维生素B_2、维生素C、维生素E、胡萝卜素、糖类等营养素，不仅可清热解毒，还有生津止渴、利尿消肿的功效。

（四）韭菜

韭菜别名钟乳草、起阳草、壮阳草等，含有丰富的蛋白质、脂肪、碳水化合物、B族维生素、维生素C等营养素。

有机食话

● 性味：味辛、性温。

● 归经：归肝、胃、肾经。

【功效主治】健胃、提神、止汗固涩、补肾助阳、固精，可治腰膝无力、糖尿病、噎膈反胃、慢性便秘、夜盲等病症与不适。

【选购储存】新鲜韭菜叶直、鲜嫩翠绿。保存前需洗净切段、控干水分，再用保鲜膜包好放入冰箱冷冻，可保存2个月。

【饮食误区】韭菜多食上火、不易消化，因此阴虚火旺、眼病患者和胃肠虚弱者不宜多食。

【对症食疗方】

腰膝无力：韭菜200g，鲜虾100g。将鲜虾洗净后炒熟去壳，再将切好的韭菜同放锅内炒熟，放入适量的酒和食盐调味食用，每日1次。

糖尿病：鲜韭菜300g，蛤蜊肉200g。先将蛤蜊肉下锅煮熟，后下韭菜同煮，调味食用。

噎膈反胃：韭菜连根洗净捣汁，每次一汤匙，加入牛乳半杯，煮后缓缓咽下，每日数次。

慢性便秘：韭菜叶或根捣汁一杯，用温开水略加酒冲服。

夜盲：韭菜100g，洗净切段；羊肝100g，切片。用铁锅旺火炒熟后食用。

【吃对才健康】

✓ 韭菜+鸡蛋=健脾补肾、行气止痛。

✓ 韭菜+豆腐、豆芽、蘑菇、鲤鱼=能够使营养得到充分吸收和利用。

✗ 韭菜+菠菜、蜂蜜、白酒=腹泻。

✗ 韭菜+牛奶=牛奶所含钙质与含有草酸的韭菜同食，会影响人体对钙的吸收。

✗ 韭菜+牛肉=令人发热生火。

【营养烹饪100分】韭菜一定要洗净，要多洗几次，洗净泥沙和残留农药。韭菜切开后遇空气味道加重，所以要现切现做。

【有机果蔬汁】韭菜青椒汁

材料：青椒、韭菜各200g。

配料：盐、味精、香油、鲜汤各适量。

做法：① 韭菜洗净切段。

② 将青椒切剁成茸。

③ 加调料调和成汁，为绿色咸辣味。

④ 浸泡片刻即可食用。

功效：本品富含硫化物、蛋白质、钙、磷、铁及B族维生素、维生素C等营养素，有祛风、发汗、助阳及促进食欲、助消化等功效，可辅助治疗感冒、伤风、鼻塞等病症。

（五）油菜

油菜含有丰富的胡萝卜素、维生素C、纤维素，以及钙、磷、铁等微量元素，营养价值和食疗功效俱佳。

有机食话 •

● 性味：性凉、味甘。

● 归经：归肝、脾、肺经。

【功效主治】促进食欲、强身健体、促进血液循环、散血消肿，对大肠风毒、下血不止、产后恶露不下、血气刺痛、便秘、老年人缺钙等病症与不适有一定的治疗效果。

【选购储存】要选叶绿、干净、新鲜、无黄烂叶和虫害的油菜。油菜可储存在干燥、阴凉处，撒适量水可使其更鲜。但不宜长时间保存在冰箱，不然会产生亚硝酸，影响人体健康。

【饮食误区】痧痘、目疾、小儿麻疹后期、疥疮、狐臭等慢性病患者要少食。

【对症食疗方】

大肠风毒和下血不止：生油菜子、炙甘草各15g，捣碎，每次6g，水煎，食前温服。

产后恶露不下、血气刺痛：将油菜子炒香，加肉桂等份，共研细末，用醋煮面粉，糊丸状，每次服1～2丸，每日2次，以温黄酒送服。

便秘：油菜30g，捣汁，饮服，可加香葱同服，效果更佳。

有机厨房

【吃对才健康】

✔ 油菜＋香菇＝抗老、防衰、润肤、防治便秘。

✔ 油菜＋蘑菇＝排毒、抗衰老、美容、防治便秘。

✔ 油菜＋豆腐＝油菜富含维生素C、钙、铁，与富含植物蛋白的豆腐同食有清肺止咳的功效。

✔ 油菜＋虾仁＝富含维生素和钙，具有散血消肿、祛热解毒的功效。

✔ 油菜＋鸡肉＝美容、护肝。

✘ 油菜＋黄瓜、胡萝卜、南瓜＝油菜富含维生素C，而黄瓜、胡萝卜、南瓜中含有维生素C分解酶，油菜与之结合会降低人体对维生素C的吸收和利用。

【营养烹饪100分】油菜要在蔬菜洗涤液或淘米水中浸泡，然后进行清洗，这样能除去其中的杂质，吃起来更放心。烹制时要现做现切，并用大火爆炒，不仅可保持油菜鲜脆，还能保留营养成分。

【有机果蔬汁】白萝卜油菜汁

材料：油菜100g，白萝卜300g。

配料：蜂蜜15g，牛奶150g。

做法：① 油菜洗净，去根，切成段。

② 白萝卜洗净，切成块。

③ 将白萝卜块与油菜段一同放入榨汁机中，搅拌成汁。

④ 把白萝卜油菜汁倒入杯中，加入牛奶和蜂蜜调匀即可。

功效：可补充身体所需的钙、铁、维生素C等，有促血液循环、散血消肿、活血化瘀、解毒消肿、宽肠通便、强身健体等功效。

（六）生菜

生菜又称叶用莴苣，含有丰富的蛋白质、莴苣素，以及钙、磷等矿物质，具有很高的营养价值和食疗功效。

有机食话

● 性味：味甘、性平。

● 归经：归脾、肺、大肠经。

【功效主治】杀菌、消炎、降血糖、降血脂、补脑，可治疗高血压、高血糖、高血脂、贫血等病症与不适。

【选购储存】一定要选择干净、叶绿没有斑点的生菜。保存时需用保鲜膜包装保存在冰箱冷藏室，但要远离香蕉、苹果、梨，以免诱发斑点。

【饮食误区】尿频、胃寒的人应少吃生菜。

【对症食疗方】

高血压、高血脂、高血糖：生菜200g，大蒜50g，植物油、盐各适量，炒食，经常食用。

肺热咳嗽：生菜100g，豆腐100g，植物油、盐、葱、姜各适量，炒食，经常食用。

贫血：生菜200g，海带50g，植物油、盐、葱、姜各适量，炒食，经常食用。

有机厨房

【吃对才健康】

✔ 生菜+大蒜=杀菌消炎、降血压、降血脂、降血糖。

✔ 生菜+豆腐=滋阴补肾、增白皮肤、减肥健美。

✔ 生菜+海带=海带富含铁元素，而生菜中丰富的维生素C能促进人体对铁的吸收，两者搭配更适宜贫血患者食用。

✔ 生菜+鸡蛋=清热解毒、滋阴润燥。

✘ 生菜+醋=搭配同食会破坏生菜的营养价值。

【营养烹饪100分】生菜制作前一定要清洗干净，防止农药残留。生吃时，需先用微波炉进行杀毒。

【有机果蔬汁】苹果生菜酸奶汁

材料：苹果200g，生菜50g，柠檬15g，蜂蜜20g，酸奶150g。

做法：① 苹果去皮去核，切成小块；柠檬去皮，果肉切块；生菜洗净，切成片。

② 将苹果块、生菜片、柠檬块放入榨汁机中榨取汁液。

③ 将滤净的蔬果汁倒入杯中，加入蜂蜜和酸奶即可。

功效：促进消化、增强食欲。

（七）菠菜

菠菜味美色鲜，含有丰富的维生素C、胡萝卜素、蛋白质，以及铁、钙、磷等矿物质，不但味美，还有一定的药用价值。

有机食话

● **性味**：性凉、味甘辛。

● **归经**：归肠、胃经。

【功效主治】补血止血、利五脏、通血脉、止渴润肠、滋阴平肝、助消化，可治高血压、头痛、目眩、风火赤眼、糖尿病、便秘等病症。

【选购储存】新鲜菠菜个大、叶片大、叶柄粗。保存前要将烂叶和黄叶去除，再用保鲜膜包装存放到阴凉通风处即可。

【饮食误区】菠菜草酸含量较高，肾炎、肾结石患者不宜多食。

【对症食疗方】

高血压：鲜菠菜250g，鲜芹菜250g。洗净后，放于沸水中烫约2min，捞出，切段，放入盆中，加入麻油、少许盐和味精，拌匀食用。

痔疮便血、大便秘结：菠菜100g水焯后切碎，同粳米50g煮粥食用，每日1～2次。

贫血：鲜菠菜250g，鸡蛋2个。菠菜去根洗净，鸡蛋打入碗内，将水烧开，加入少许油盐，放入切好的菠菜，倒入搅好的鸡蛋，饮汤食菠菜和蛋花。

糖尿病：鲜菠菜根150g，洗净切碎，鸡内金10g，加水适量，煎煮30min，加入适量大米煮烂成粥，调味，每日内分数次食用。

有机厨房 ·

【吃对才健康】

✔ 菠菜＋海带＝促进草酸溶解排出，防止结石。

✔ 菠菜＋花生＝能够帮助人体吸收、利用维生素。

✔ 菠菜＋香油＝润燥通便。

✔ 菠菜＋猪肝＝防治贫血。

✔ 菠菜＋青椒＝保护眼睛。

✔ 菠菜＋鸡蛋＝菠菜中含有丰富的叶酸，能够帮助人体充分吸收鸡蛋中的维生素B_{12}。

✔ 菠菜＋猪血＝猪血有软化大肠的作用，与菠菜同食，可润肠通便、清热润燥。

✘ 菠菜＋豆腐＝菠菜中大量的草酸易与豆腐中含有的大量钙发生反应，形成难以溶解的草酸钙，影响人体对钙的吸收，还可能生成肾结石。

✘ 菠菜＋虾皮＝虾皮中含有丰富的钙，会与菠菜中的草酸形成草酸钙，影响人体对钙的吸收。

✘ 菠菜＋乳酪＝乳酸与菠菜中的钙质易形成草酸钙，影响人体对钙的吸收。

✘ 菠菜＋瘦肉＝菠菜中的铜会和瘦肉中的锌发生反应，影响铜的析出，从而影响人体对铜的吸收。

【营养烹饪100分】菠菜先焯水后烹饪能减少草酸含量。菠菜熟后软滑，有利于人体的吸收，尤其适宜老年人、幼儿、身体虚弱者食用。

【有机果蔬汁】菠菜汁

材料：菠菜、番茄各100g，柠檬1个。

配料：盐、味精、水各适量。

做法：① 将番茄、柠檬洗净去皮，切成小丁。菠菜洗净去根，焯熟后切成小段。

② 将原料全部放入榨汁器榨成果菜汁，倒入杯中。

③ 根据口味加适量盐调味，即可饮用。

功效：含有丰富的胡萝卜素、维生素、叶酸、铁、钾等营养元素，常食可润燥止渴、健脑益智、养胃健脾。

（八）苦瓜

苦瓜又叫癞瓜、凉瓜，含有丰富的蛋白质、糖类、维生素、胡萝卜素、苦瓜素，以及钙、磷、铁、无机盐等营养素，是一种易被人体消化吸收的绿色天然食品。

有机食话

● 性味：味苦、甘，性寒。

● 归经：归心、肝经。

【功效主治】清暑解热、解毒、明目，可治疗热病、痢疾、肝热目赤疼痛、小儿呕吐、肝热阳痿等病症与不适。

【选购储存】购买时应选瓜体硬实、表皮光亮的苦瓜。苦瓜不易保存，最好是现买现吃。

【饮食误区】外感及肺寒咳嗽者需慎服苦瓜。

【对症食疗方】

热病、暑热烦渴：苦瓜500g，炒熟食用，或与瘦猪肉50g，煎汤服，每日2～3次。

痢疾：苦瓜100g，捣烂如泥，加红糖50g捣匀，2h后将水滤出，1次冷服。

肝热目赤疼痛：鲜苦瓜500g，鲜桑叶30g，鲜菊花50g，水煎服，每日2次。

小儿呕吐：苦瓜根6g，水煎服。

肝热阳痿：苦瓜种子，炒熟研末，每次10g，每日2～3次，10天为一疗程，黄酒送服。

有机厨房

【吃对才健康】

✔ 苦瓜＋瘦肉＝苦瓜中的维生素C能提高人体对肉类中铁质的吸收。

✔ 苦瓜＋青椒＝健体、抗衰老。

✔ 苦瓜＋猪肝＝清热解毒、补肝明目。

✘ 苦瓜＋排骨＝苦瓜中含有丰富的草酸，会与排骨中的钙形成草酸钙，影响人体对钙质的吸收。

【营养烹饪100分】将切好的苦瓜在开水中烫一下或者用盐腌一下，能够减轻苦瓜的苦味。

【有机果蔬汁】梅汁苦瓜

材料：苦瓜200g，梅汁100g。

配料：冬瓜适量。

做法：① 苦瓜除内筋、皮，洗净，改刀。

② 苦瓜片焯水，过凉捞出控水，倒进冰镇梅汁中浸泡2h即可食用。

功效：清暑解热，是夏季理想的消暑食物。

（九）芦荟

芦荟营养价值丰富，富含天然蛋白质、维生素、叶绿素、矿物质、氨基酸、脂肪酸、活性酶、微量元素等营养成分，深受消费者的喜爱。

有机食话

● 性味：味苦、性寒。

● 归经：归肝、心、胃、大肠经。

【功效主治】具有清热凉肝、泻下通便、消疳杀虫及抗炎、修复胃黏膜、止痛等功效，是各种慢性病如高血压、痛风、哮喘、癌症等病症的理想食物和药物。而且对于烧、烫伤也有很好的抗感染、助愈合功效。

【选购储存】芦荟表面呈棕黑色且发绿，有光泽，黏性大，质松易碎，有酸臭气，味极苦。而老芦荟表面呈暗红棕色或棕褐色，无光泽，体轻，质硬，不易破碎，遇热不易溶化。芦荟需储存在阴凉干燥处。

【饮食误区】脾胃虚寒、食少便溏者及孕妇需禁食。

【对症食疗方】

小便白浊：鲜芦荟叶，挤汁六七茶匙，加淡瓜子仁三十枚，稍炖温，饭前服，每日两次。

血尿：芦荟叶五钱。生捣汁，加白糖一两，米泔水冲服。

咳嗽痰血：芦荟鲜叶五钱至一两。去外皮，水泡去黏汁，水煎服。

小儿脾疳：取芦荟、使君子各5g，将其研细末，服时用水服用即可。

痔瘘胀痛、血水淋漓：取芦荟15g，用白酒磨化，和冰片调搽患处即可。

湿癣：取芦荟50g、炙甘草25g，共研为末，以温水洗癣，擦干后敷上药末。

脾疳：取芦荟、使君子各25g，研末，服用时米汤送下，每日服3g。

有机厨房

【吃对才健康】

✔ 芦荟＋银杏＝舒筋活力。

✔ 芦荟＋番茄＝富含维生素C和芦荟素。

✓ 芦荟 + 黄花菜 = 健胃消食。

✓ 芦荟 + 甘蓝 = 爽口开胃。

✓ 芦荟 + 柠檬 = 润泽肌肤、美白养颜。

✓ 芦荟 + 柿子 = 祛痰、解酒毒、止咳。

✓ 芦荟 + 木瓜 = 降血压。

✓ 芦荟 + 无花果 = 促进血液循环、利尿。

✓ 芦荟 + 西芹 = 排毒、润肠、增进食欲。

【营养烹饪100分】芦荟有苦味，烹制前应去掉绿皮，再用适量清水煮3 ~ 5min，可去掉苦味。

【有机果蔬汁】芦荟卷心菜汁

材料：卷心菜叶2片，芦荟20g，萝卜60g，苹果1个。

调料：柠檬汁、蜂蜜、冰块各适量。

做法：① 芦荟洗净、切块；卷心菜洗净；萝卜、苹果削皮、切小块。

② 全部材料放入杯中，用长刀研磨均匀。

功效：促进胃肠蠕动、健胃消食。

（十）绿豆

绿豆营养丰富，含有多种维生素、钙、磷、铁等，是夏日解暑佳品。

有机食话

● 性味：性凉、味甘。

● 归经：归心、胃经。

【功效主治】清热解暑、利尿、解毒，可治疗高血压、暑热烦渴、热痱、疮疹、小便不利、湿热腹泻、腮腺炎、湿疹、皮炎、解毒等病症与不适。

【选购储存】优质绿豆个大、饱满、呈暗绿色。绿豆储存前要晾晒干燥，最好收藏在密封较好的容器中；也可事先在沸水中浸泡1 ~ 2min，然后捞出摊开晾晒干透后，再收藏在密封容器中保存，可避免虫蛀。

【饮食误区】绿豆性寒凉，素体阳虚、脾胃虚寒、泄泻者不宜多食。

【对症食疗方】

高血压：绿豆50g，大米50g。先煮绿豆，至熟时，再下入大米煮成粥，食用时加适量糖即可。

小便不利、湿热腹泻：绿豆60g，车前子30g（纱布包），加水煎汤服。

解食用菌、铅中毒：绿豆120g，甘草80g，加水煎汤，大量灌服。

有机厨房

【吃对才健康】

✓ 绿豆 + 南瓜 = 南瓜可补中益气、降血糖，绿豆可清热解毒、生津止渴，同食保健作用佳。

✔ 绿豆＋生甘草＝可解食物及药物中毒。

✔ 绿豆＋胡椒＝治泄泻腹痛。

✔ 绿豆＋海带＝缓解湿疹、皮肤瘙痒。

✔ 绿豆＋红糖＝清热解暑、除烦止渴、祛热毒。

✔ 绿豆＋粳米＝消除暑热烦渴、小便不利。

✘ 绿豆＋狗肉＝伤元气。

【营养烹饪100分】绿豆洗净晾干，在锅中干炒10min左右，之后煮汤更易烂。

【有机果蔬汁】绿豆香蕉汁

材料：绿豆60g，香蕉2根。

配料：白菊花适量。

做法：① 香蕉去皮，放入果汁机中搅打均匀，过滤取汁，盛杯中备用。

② 绿豆淘洗干净，放入盛有适量清水的锅中，大火煮沸，离火，晾凉，取绿豆汤汁。

③ 将绿豆汁调入香蕉汁中，拌匀即可饮用。

功效：清热除烦，利尿降压。适合高血压患者饮用。

（十一）猕猴桃

猕猴桃细嫩多汁，营养丰富，尤其是维生素C的含量在水果中名列前茅，被誉为"维C之王"。多食猕猴桃可预防老年骨质疏松、降低胆固醇、促进心脏健康，还可助消化、防便秘。

有机食话

● 性味：性寒，味甘、酸。

● 归经：归脾经。

【功效主治】清热解毒、生津止渴、和胃降逆、消肿生肌、利小便，可治疗食管癌、胃癌、肝癌、肠癌、乳腺癌、消化不良、呕吐、痔疮等病症与不适。

【选购储存】优质猕猴桃果形规则，多为长椭圆形，果脐小而圆；切开后果芯翠绿，酸甜可口。猕猴桃可放入冰箱保存，但不能与苹果、梨放在一起，否则会加速果肉成熟腐烂。

【饮食误区】脾虚便溏、风寒感冒、疟疾、寒湿痢、慢性胃炎、痛经、闭经、小儿腹泻者不宜多食。

【对症食疗方】

食管癌、胃癌、肝癌、肠癌：猕猴桃根30g，半边莲30g，半枝莲30g，生薏苡仁30g，生姜4g，煎汤饮用。

乳腺癌：猕猴桃根90g，用400g水煎3h以上，1日分多次服下。10 ～ 15天为 1 个疗程。

消化不良：猕猴桃 2 个，水煎服，每日 2 次。

有机厨房

【吃对才健康】

✔ 猕猴桃 + 苹果 = 清热解毒、生津止渴、泽肤健美。

✔ 猕猴桃 + 冰糖 = 生津养阴、降压、降脂、滋润肌肤。

✔ 猕猴桃 + 银耳 = 润肺生津、滋阴养胃。

✘ 猕猴桃 + 酸奶 = 猕猴桃中的维生素 C 易与奶制品中的蛋白质凝结成块，影响消化吸收，引起腹胀、腹痛、腹泻。

【营养烹饪 100 分】猕猴桃内有一种酶，与肉类烹制时可使其口感变嫩，因此，炒肉时不妨放点猕猴桃汁，煮肉时放几片猕猴桃鲜果，天然又美味。

【有机果蔬汁】蜂蜜猕猴桃汁

材料：奇异果（猕猴桃）2 个。

配料：蜂蜜适量。

做法：① 猕猴桃洗净，去皮切块，

② 猕猴桃块用果汁机打成果汁。

③ 加入蜂蜜搅拌调匀即可。

功效：本品具有美容养颜、抗癌的作用。

二、红色食物：心脑血管保护神

红色属于五行中的火，给人醒目、兴奋的感觉，富含蛋白质等多种人体不可缺少的营养素。多吃红色蔬菜能提高人体预防和抵抗感冒的能力，并对心脏和小肠有益。

（一）西红柿

西红柿又叫番茄、洋柿子，含有丰富的胡萝卜素、B 族维生素、维生素 C 等多种对人有益的营养成分，被誉为"维生素仓库"。

有机食话

● 性味：味甘、酸，性微寒。

● 归经：归肝、胃、肺经。

【功效主治】清热生津、开胃消食，可缓解贫血、中暑、发烧、高血压等病症与不适。

【选购储存】新鲜番茄有光泽，色彩鲜艳。番茄宜放在阴凉干燥处保存，或在冰箱冷藏室保存。

【饮食误区】急性肠炎、菌痢及溃疡活动期病人不宜多食番茄。

【对症食疗方】

防衰老、美容：新鲜番茄捣烂取汁，加少许白糖，每天用其涂面。

防癌：每天生食1～2个鲜番茄。

高血压：每天早晨选1～2个鲜番茄空腹蘸白糖吃。

贫血：将番茄、苹果各1个，芝麻15g，一次吃完，每日1～2次。

防中暑：将1～2个番茄切片，加盐或糖少许，熬汤热饮。

退高烧：将番茄汁和西瓜汁各半杯混合饮用，每小时饮1次。

有机厨房

【吃对才健康】

✔ 番茄＋芹菜＝芹菜丰富的膳食纤维有降血压作用，番茄有健胃消食的作用，同食功效更全面。

✔ 番茄＋鸡蛋＝利于营养物质的吸收。

✘ 番茄＋黄瓜、南瓜、胡萝卜＝黄瓜、南瓜、胡萝卜三者含有的维生素C分解酶会破坏番茄中的维生素C，影响其营养功效。

【营养烹饪100分】番茄烧煮时稍加些醋，能破坏其有害物质——番茄碱。

【有机果蔬汁】西红柿菠萝汁

材料：西红柿2个，菠萝3片。

配料：白糖、水各适量。

做法：① 西红柿洗净，去蒂切成块状备用。

② 菠萝洗净，切成块状备用。

③ 将西红柿、菠萝放入果汁机中，倒入白糖，再加入适量水，一起打成果汁。

④ 打汁完成后用筛网过滤即可饮用。

功效：本品含有柠檬酸、苹果酸、蛋白质、脂肪、糖分、钙、磷、铁、西红柿碱、胡萝卜素、维生素A、维生素B$_1$、维生素B$_2$、维生素B$_6$、维生素C等营养素，有生津止渴、健胃消食、清热解毒等功效。

（二）红小豆

红小豆常被称作赤小豆，含有人体所需的各种维生素、氨基酸，以及钙、磷、钾等物质，可以补充人体所需营养，故被称作"心之谷"。

有机食话

● 性味：性平、味甘酸。

● 归经：归心、小肠经。

【功效主治】利水、和血排脓、消肿解毒、调经通乳、退黄，可治水肿脚气、疮肿、恶血不尽、产后恶露不净，对心脏病、肾病、水肿均有一定的治疗作用。

【选购储存】应挑选光滑精致，且颗粒饱满的红小豆。不要购买有褶皱、残缺和有虫蛀痕迹的红小豆。红小豆需存放在干燥、阴凉的地方；在存放豆子的容器中放入几瓣大蒜可有效防止虫蛀。

【饮食误区】红小豆具有通利尿道的功效，因此尿频者应谨慎食用。

【对症食疗方】

水肿：红小豆120g，煮汤代茶饮。

预防麻疹：红小豆、绿豆、黑豆各适量，煮熟晒干后与甘草一起研为细末，开水冲服。

乳汁不通：红小豆25g，粳米适量，将两者放入适量清水锅中，煮粥食用，连服3～4天。

产后浮肿：红小豆100g，煮烂食用，每日2次，连服数天。

黄疸：红小豆50g，白茯苓粉20g，薏苡仁100g。将红小豆在清水中浸泡半天，再与薏苡仁一起煮烂，再放入白茯苓粉，煮成粥状后加适量白糖，随意服用，每日数次。

有机厨房

【吃对才健康】

✘ 红豆＋羊肝＝中毒。

✘ 红豆＋鲤鱼＝利水消肿功能太强。

【营养烹饪100分】赤小豆宜与其他谷类食品混合食用，如豆沙包、豆饭或豆粥都是科学的食用方法。

【有机果蔬汁】红豆汁

材料：赤小豆50g。

调料：白糖适量。

做法：① 赤小豆淘洗干净，加适量清水于锅中，大火煮开后用小火煮至开花。

② 锅中加入白糖，再次煮开后，待汁水温度降低后撇汁即可食用。

功效：和血排脓，消肿解毒，调经通乳。

（三）山楂

山楂又名山里红、红果、胭脂果，含有丰富的枸橼酸、苹果酸、维生素C、蛋白质，以及碳水化合物等营养素，具有很高的营养和药用价值，尤其适合中年人、食欲不振、肥胖人士食用。

●性味：性甘、味酸。

●归经：归脾、胃、肝经。

【功效主治】开胃消食、活血化瘀、平喘化痰、抑制细菌，对冠心病、高血压、暑热口渴、消化不良、痢疾、产后腹痛、产后血晕、闭经等病症与不适有较好的食疗价值。

【选购储存】优质山楂个大饱满、色泽鲜艳。山楂可放入冰箱冷藏或密封保存。

【饮食误区】孕妇、老年人、儿童及胃酸过多、病后体虚、牙病患者与血脂低的人不宜多食。

【对症食疗方】

冠心病：生山楂片、草决明各15g，菊花3g，用开水冲泡半小时后饮用，每日数次。

高血压、暑热口渴：山楂15g，鲜荷叶50g，煎水代茶常饮。

消化不良：山楂10g，研末加适量红糖，开水冲服，每日3次。

痢疾：山楂30g，红糖、白糖各15g，煎水代茶常饮。

产后腹痛：山楂30g，香附15g，水煎服，每日2次。

产后血晕：干山楂肉30g，微炒，水煎服。

闭经：山楂60g，鸡内金10g，红花10g，红糖30g，水煎服，每日2次。

有机厨房 ●●

【吃对才健康】

✔ 山楂＋蜂蜜＝开胃、消食、活血祛瘀。

✔ 山楂＋白酒＝缓解疲劳。

✔ 山楂＋瘦猪肉＝滋阴润燥、化食消积。

✘ 山楂＋海鲜＝不宜消化。

【营养烹饪100分】山楂用水煮一下可去酸味，若还觉得酸，煮时可适量加点糖。

【有机果蔬汁】山楂汁

材料：山楂糕100g。

调料：白糖、白醋、桂花酱各适量。

做法：将山楂糕打烂成泥，再与适量的白糖、白醋、桂花酱调和成汁即可。

功效：促进胃肠蠕动、开胃消食、增强食欲。

（四）樱桃

樱桃味道甘甜而微酸，富含蛋白质、糖、铁、磷、胡萝卜素，以及维生素C等多种有益健康的营养素，号称"百果第一枝"。

● 性味：性温、味甘。

● 归经：归肝、胃、肾经。

【功效主治】补中益气、祛风除湿、美容养颜，可治缺铁性贫血、风湿性腰腿疼痛、皮肤暗疮疤痕、倦怠食少、咽干口渴等病症。

【选购储存】新鲜樱桃带茎，有光泽；樱桃宜先放入密封容器，再放在冰箱冷藏室保存。

【饮食误区】上火、有溃疡症状、糖尿病者需慎食。

【对症食疗方】

缺铁性贫血：鲜樱桃200g，白糖50g。樱桃洗净，加水煎煮20min后，再加白糖熬沸后即可食用。

风湿性腰腿疼痛：鲜樱桃500g，米酒1000g。樱桃洗净置坛中，加米酒浸泡，密封保存，每2～3日搅动1次，15～20天即成。每日早晚各饮50g（含樱桃8～10枚）。

消除皮肤暗疮疤痕：樱桃80g，冷开水1杯。樱桃洗净后去核，放入果汁机中加冷开水搅成樱桃汁，饮用时加适量白糖即可。

有机厨房 ●

【吃对才健康】

✔ 樱桃＋酒＝预防冻疮。

✔ 樱桃＋银耳＝增白皮肤、美容养颜。

✔ 樱桃＋红枣＝供给皮肤所需胡萝卜素和B族维生素、维生素C等多种营养素，美颜润肤。

✘ 樱桃＋动物肝脏＝樱桃富含维生素C，动物肝脏含有丰富的铜、铁等离子，同食维生素C易被氧化，失去原有价值。

【营养烹饪100分】榨汁前最好将每个樱桃切一小口，再剥去皮。

【有机果蔬汁】纯樱桃汁

材料：250g樱桃。

做法：将樱桃洗净、去核，榨汁后立即饮用。

功效：具有调中益气、健脾和胃、增强体质、健脑益智等功效。

（五）西瓜

西瓜营养丰富，含有蔗糖、果糖、葡萄糖、维生素C、有机酸、氨基酸及钙、磷、铁等多种人体所需营养物质。

有机食话 ●

● 性味：性寒、味甘。

●归经：入脾、胃经。

【功效主治】清热解暑、除烦止渴、利小便，是糖尿病、高血压、肺热咳嗽、咽干喉痛、感冒发热、水肿、黄疸、腹水等病症与不适患者的理想食物。

【选购储存】优质西瓜皮薄，脐部凹陷较深；弹性好，易被指甲划破。过熟则无弹性，敲瓜皮有"嗡嗡"声。西瓜不宜在冰箱冷藏室保存，而室温条件下更能保存其抗氧化成分，不流失营养物质。

【饮食误区】糖尿病、脾胃虚寒、湿盛便溏者不宜食用。

【对症食疗方】

高血压、烦渴口干：西瓜皮160g，玉米须60g，去皮香蕉4根，煎水加适量冰糖服用，每日2次。

糖尿病：西瓜皮30g，冬瓜皮20g，天花粉15g，玉竹15g，水煎服，每日2次。

治水肿：西瓜皮、赤小豆、冬瓜皮、玉米须各30g，水煎服，每日2次。

肺热咳嗽：西瓜1个切小口，放入冰糖50g盖好，上笼蒸2h，吃瓜饮汁，每日1次。

咽干喉痛：西瓜皮60g，水煎服，每日2次。

夏季感冒发热：西瓜、番茄各100g榨汁服用。

黄疸：西瓜皮、赤小豆、茅根各30g，水煎服，每日2次。

腹水：西瓜皮、冬瓜皮、黄瓜皮各30g，水煎服，每日2次。

有机厨房

【吃对才健康】

✔ 西瓜＋绿茶＝生津止渴、提神醒脑、镇静情绪。

✘ 西瓜＋羊肉＝同食会伤胃。

【营养烹饪100分】西瓜可生食、绞汁饮、煎汤或熬膏服。

【有机果蔬汁】西瓜石榴汁

材料：香草冰淇淋1个，石榴、西瓜各50g。

配料：鲜奶、糖水、冰块各适量。

做法：① 西瓜去皮、去籽，切丁备用；石榴洗净。

② 将西瓜连同石榴、香草冰淇淋及鲜奶、糖水放入果汁机中搅打均匀，饮用前加少许冰块即可。

功效：补充人体所需的维生素C、B族维生素及钙、磷、钾等矿物质，而且还能生津止渴、提神醒脑。

（六）草莓

草莓含有钙、磷、铁和维生素C等多种营养成分，易被人体消化、吸收，被誉为"果中皇后"。女性常吃草莓对皮肤、头发有很好的保健作用。

● 性味：味甘、酸，性凉。

● 归经：归脾经。

【功效主治】清热润肠、止咳利咽、对高血压、咳嗽、咽喉肿痛、便秘等病症与不适者有很好的食疗价值。

【选购储存】新鲜草莓果蒂鲜嫩，呈深绿色，而未成熟草莓果实残留白色。草莓需放入冰箱才能久存，方法是将其整齐装入罐中，用保鲜膜封口，置于冷藏室即可。

【饮食误区】痰湿内盛、肠滑便泻、尿路结石者不宜多食。

【对症食疗方】

高血压：草莓50g，生食，每日3次。

风热咳嗽：草莓30g，雪梨1个，榨汁服用，每日3次。

口舌糜烂、咽喉肿痛：草莓30g，西瓜500g，榨汁服用，每日3次。

白血病、燥热便秘：草莓80g，榨汁后与50g蜂蜜、90g柠檬汁，混合加凉开水100g饮服，每日1～2次。

有机厨房 ●

【吃对才健康】

✔ 草莓＋牛奶＝草莓叶酸含量高，且利于人体吸收维生素B_{12}，而牛奶含有丰富的维生素B_{12}，同食相宜，还能养心安神。

✔ 草莓＋雪梨＝缓解风热咳嗽。

✔ 草莓＋柠檬＝缓解便秘。

✔ 草莓＋西瓜＝缓解咽喉肿痛。

✘ 草莓＋燕麦＝草莓中的有机酸与燕麦中的蛋白质同食，可产生沉淀物质，不利营养素的吸收利用。

✘ 草莓＋甘薯＝草莓中的果胶与甘薯中的淀粉同食，会使肠胃产生不适。

【营养烹饪100分】草莓表面粗糙，不易洗净，而用淡盐水浸泡10min左右，则较易清洗，还能有效杀菌。

【有机果蔬汁】草莓砂糖汁

材料：新鲜草莓500g。

配料：白砂糖适量。

做法：① 把草莓洗净，去底部绿花托，放入搪瓷或瓷器内。

② 用木棒捣烂后压榨出草莓汁，然后去渣，把汁放容器煮开，装入消过毒的瓶中备用。

③ 再把白糖加水煮成糖浆。取草莓汁，兑入冰水或加食用冰块最好。

功效：润肺生津，健脾，消暑，解热，利尿，止渴。

（七）红枣

红枣营养丰富，含有蛋白质、脂肪、糖类、有机酸、维生素A、维生素C等营养成分，常食能提高人体免疫功能，有防病抗衰、养颜益寿的作用。

有机食话

- 性味：性温、味甘。
- 归经：归脾、胃经。

【功效主治】补中益气、养血安神、缓和药性，是神经衰弱、虚汗、脾胃虚弱、倦怠乏力、食少便溏、面黄肌瘦等不适人群的理想食品之一。

【选购储存】优质红枣果形短壮、圆整，颗粒大小均匀，核小，皮薄，皱纹少而浅；用手捏干燥而不粘手，有紧实感；掰开不见断丝，肉色淡黄；口感甜味足，肉质细。红枣宜保存在阴凉、干燥、避风处，不宜保存在高温、潮湿、易受风处。

【饮食误区】胃酸过多和腹胀者不宜多食。

【对症食疗方】

虚汗：红枣12枚，乌梅6枚。将两者洗净，放入锅中加适量水用大火煎开，再用小火煎15min，早晚各1次，连服1～2周。

神经衰弱：红枣10枚，浮小麦30g，甘草9g，蜂蜜适量。将上述食材放入锅中，加适量水煮沸后用小火煮10min，滤过煎汁，饮用时加蜂蜜即可。

血小板减少：红枣10枚，莲子10粒，大米100g，白糖适量。将上述食材加适量水共煮粥，熟后加白糖调匀，每日分2次服用。

有机厨房

【吃对才健康】

✔红枣＋核桃＝富含蛋白质、脂肪、碳水化合物、胡萝卜素、B族维生素、维生素C、维生素P、钙、磷、铁等营养素，常食可辅助治疗贫血、血小板减少性紫癜等。

✔红枣＋牛奶＝补虚、止渴、润大肠、养心肺、解热毒、补血、开胃健脾。

✘红枣＋海蟹＝易患寒热病。

✘红枣＋虾皮＝同食会中毒。

【营养烹饪100分】枣皮中含有丰富的营养素，炖汤时应连皮一起烹制。

【有机果蔬汁】红枣苹果汁

材料：新鲜红枣20只，苹果1个。

做法：①红枣清洗干净，再用开水略烫，备用。

②将红枣倒入炖锅，加水用微火炖至烂透。

③用小刀将苹果切成两半并去核，用小勺在苹果切面上将果肉刮成泥。

④将苹果泥倒入锅中略煮，过滤后食用。

功效：本品适宜于小儿食用，可以补充蛋白质、脂肪及钙、磷、铁等多种矿物质元素，具有补中益气、养血安神的作用。

 # 三　黄色食物：免疫力堡垒

黄色食物味甘、气香、性属土，多为五谷根茎淀粉类食物，对应人体五脏的脾和六腑的胃，保护脾胃、补益安中、理气通窍的功效显著，还能增强胃肠功能、恢复精力、补充元气。

（一）胡萝卜

胡萝卜芳香甘甜，脆嫩多汁，具有多方面的保健功能，因此被誉为"小人参"，受到人们的喜爱。

有机食话

- ●性味：味甘、性平。
- ●归经：入肺、脾经。

【功效主治】健脾消食、润肠通便、杀虫、行气化滞、明目，可治疗食欲不振、腹胀、腹泻、咳喘痰多、视物不明等病症。

【选购储存】优质胡萝卜质细味甜，脆嫩多汁，表皮光滑，形状整齐，心柱小，肉厚，不糠，无裂口和病虫伤害。胡萝卜需储存在阴凉干燥处，而且切开的胡萝卜需用保鲜膜包裹后放在冰箱冷藏室中保存。

【饮食误区】喝酒者不宜多食。

【对症食疗方】

消化不良：胡萝卜250g，用少许盐煮烂，去渣取汁，每日分3次服完，连服2日。

婴儿腹泻：胡萝卜250g，洗净捣碎，用适量水煮40 ~ 50min，用纱布滤渣取汁，每100ml加糖5g左右，每日1剂，分2 ~ 3次服完。

急性黄疸型肝炎：胡萝卜缨250g，用适量水煎，每日1剂，分2次服，连服5 ~ 7日。

便秘：胡萝卜500g，捣烂取汁，用适量蜂蜜调服，每日早晚各1次。

小儿百日咳：胡萝卜200g，洗净；用适量水煎成500ml，并加入12枚红枣。每日分2 ~ 3次服，连服10日。

皮肤干燥：取鲜胡萝卜洗净切碎，用适量粳米煮粥，每日早晚空腹服食。

有机厨房

【吃对才健康】

✔ 胡萝卜＋香油＝胡萝卜中富含类胡萝卜素，与含有脂肪的香油搭配食用，能有效保护视力与肌肤健康，还能预防感冒。

　　✔ 胡萝卜＋青花鱼＝预防动脉硬化、痴呆症。

　　✔ 胡萝卜＋干香菇＝胡萝卜富含类胡萝卜素，与香菇中的维生素D同食，可以保护眼睛、抗衰老。

　　✘ 胡萝卜＋醋＝醋中所含的酸性物质会破坏胡萝卜中的类胡萝卜素，降低营养价值。

　　✘ 胡萝卜＋玉米＝玉米含有的生物活性物质易与胡萝卜中的类胡萝卜素发生反应，降低营养价值。

　　【营养烹饪100分】胡萝卜适用于炒、烧、拌等烹调技法，也可做配料；烹调胡萝卜时，不要加醋，以免破坏胡萝卜素。而且不要过量食用，否则容易使皮肤色素发生变化，变成橙黄色。

　　【有机果蔬汁】果味胡萝卜汁

　　材料：胡萝卜1个，苹果半个。

　　配料：白糖适量。

　　做法：① 选胡萝卜1个，苹果半个洗净备用。

　　② 胡萝卜、苹果削皮洗净后切成丁，放入锅内加适量清水煮，约20min可煮烂。

　　③ 用清洁的纱布过滤去渣，在滤下的汤中加入白糖调匀即可饮用。

　　功效：润肠通便，健脑益体。

（二）玉米

　　玉米营养价值高，可与多种食物相媲美。其热量高于面粉、高粱；蛋白质含量高于大米；脂肪含量高于小米、大米与面粉，是一种高营养的传统食品。

有机食话

　　● 性味：性平、味甘。

　　● 归经：归胃、肾经。

　　【功效主治】止血、利尿、利胆、降压、降脂，对高血压、心血管疾病、肺结核、胆囊炎、膀胱炎、胆结石、肝炎、黄疸、风疹、小便疼痛、咳嗽等病症与不适有很好的治疗效果。

　　【选购储存】优质玉米的叶包得紧实，而且玉米尖上的颗粒比中间的小。玉米需常温保存或冰箱冷藏，保存前要用保鲜膜封好，这样可以延长保鲜度。

　　【饮食误区】腹胀和尿失禁者不宜多食。

　　【对症食疗方】

　　高血压、黄疸：玉米须150g，水煎服。

　　心血管疾病：玉米研细粉与大米适量同煮粥，用白糖调味食用。

　　肺结核：玉米须60g，加冰糖适量水煎服。

咳嗽：玉米须30g，陈皮10g，水煎服。

尿少、尿频、尿急、尿道灼热疼痛：玉米须、玉米芯各60g，水煎去渣代茶饮。

有机厨房 ••

【吃对才健康】

✔ 玉米+牛奶=补充膳食纤维、强健骨骼和牙齿、减少钙质流失、养肤。

✔ 玉米+木瓜=助消化、清理肠胃、抗癌、防衰老和降血压。

✔ 玉米+碱=碱可将玉米中的B族维生素酸游离出来，易被人体吸收利用，减少癫皮病的发生。

✔ 玉米+松仁=开胃、健脾、除湿、利尿、健脑益智。

✘ 玉米+牡蛎=影响人体对锌的吸收。

✘ 玉米+田螺=中毒。

【营养烹饪100分】煮玉米时用玉米皮垫锅底，可使煮出的玉米更香。

【有机果蔬汁】玉米汁

材料：甜玉米2根。

做法：① 甜玉米去皮、去须，洗净，对半掰开；将玉米粒切下放入碗中，用清水洗净。

② 锅中烧沸水，放入甜玉米粒；煮开后转小火再煮15min左右。

③ 离火，倒入碗中，再在冰箱冷藏1h左右。

④ 取出后倒入搅拌机搅匀即可饮用。

功效：健脾开胃、健脑、宁心，有防癌、降胆固醇等作用。

（三）南瓜

南瓜含有丰富的蛋白质、糖类、脂肪、维生素，以及钙、磷等物质，被认为是"蔬菜之王"，被称为"最佳美容食品"。

有机食话 ••

● 性味：味甘、性温。

● 归经：入脾、胃经。

【功效主治】补中益气、化痰排脓、除湿祛虫、退热止痢，是糖尿病、习惯性流产者的理想食物之一。

【选购储存】优质南瓜外形完整，带瓜梗；表面有黑点的则不新鲜。南瓜宜保存在阴凉通风处。

【饮食误区】南瓜性温，胃热炽盛、气滞中满、湿热气滞者不宜多吃。

【对症食疗方】

糖尿病：鲜南瓜1000g，细切，晒干研末，每日1次，每次服20g。

习惯性流产：老南瓜蒂30g，加水煎服，连服数日。

有机厨房 ··

【吃对才健康】

✔ 南瓜＋红枣、红豆、牛肉＝具有补脾益气、解毒止痛的功效。

✔ 南瓜＋绿豆＝二者同食具有保健功效。

✔ 南瓜＋猪肉＝同食可健脾养胃，预防糖尿病。

✘ 南瓜＋辣椒、黄瓜、番茄＝南瓜中的维生素C分解酶会分解辣椒、黄瓜、番茄中的维生素C。

✘ 南瓜＋羊肉＝同食易患黄疸和脚气。

✘ 南瓜＋虾＝同食易患痢疾。

✘ 南瓜＋螃蟹、鲤鱼、带鱼、鳝鱼＝易中毒。

【营养烹饪100分】南瓜蒸、煮均可，最好是做南瓜盅，这样营养物质不易流失。

【有机果蔬汁】南瓜汁

材料：南瓜100g。

配料：糖适量。

做法：① 南瓜去皮，切成小丁蒸熟。

② 将蒸熟的南瓜用勺压烂成泥。

③ 在南瓜泥中加适量开水稀释调匀，加盐或者糖少许，放在干净的细漏勺上过滤一下。

功效：本品有补中益气、化痰排脓、退热止痢的作用。

（四）土豆

土豆又叫洋芋、洋山芋、马铃薯，含有丰富的维生素、钾、纤维素等营养素，是深受营养学家青睐的蔬菜明星食物之一。

有机食话 ··

● 性味：味甘、性平。

● 归经：归胃、大肠经。

【功效主治】益气健脾、缓急止痛、通利大便，对湿疹、慢性便秘、胃痛、恶心反胃、贫血等病症患者有很好的食用价值。

【选购储存】优质土豆个头结实、没有生芽；土豆适宜存放在干燥通风避光处。

【饮食误区】肾炎患者不宜多食。

【对症食疗方】

湿疹：马铃薯洗净去皮，捣碎如泥敷于患处或煮熟吃。

慢性便秘：以新土豆洗净取约300g打汁，于每天早晨和午饭前各服120g。

胃痛、恶心反胃：以土豆100g洗净去皮、生姜8g洗净、橘子肉15g共榨汁，去渣饮用。

贫血：土豆150g，洗净去皮，再加入樱桃、苹果各50g，共同打汁饮用。

有机厨房 ···

【吃对才健康】

✔ 土豆＋醋＝土豆中含有微量的有毒物质龙葵素，和醋同食能够有效分解有毒物质。

✔ 土豆＋全脂牛奶＝土豆中的碳水化合物和维生素能够与牛奶中的蛋白质和钙有效接合。

✔ 土豆＋牛肉＝保护胃黏膜。

✔ 土豆＋豆角＝防治急性肠胃炎、呕吐、腹泻。

✘ 土豆＋香蕉＝面部生斑。

✘ 土豆＋番茄＝消化不良、肠胃不适。

【营养烹饪100分】土豆切丝后，先将土豆丝洗净，这样不会粘锅。

【有机果蔬汁】土豆汁

材料：土豆100g。

做法：将鲜土豆去皮、洗净、榨汁，饭前服2汤匙即可。

功效：和胃调中，健脾益气。对胃及十二指肠溃疡疼痛、慢性胃疼、习惯性便秘、皮肤湿疹等症有一定的食疗价值。

（五）鸡蛋

鸡蛋俗称鸡卵、鸡子，含有丰富的蛋白质、维生素A、B族维生素，以及铁、磷等物质。

有机食话 ···

● 性味：味甘、性平。

● 归经：入心、肺、脾、胃、肾经。

【功效主治】健脑益智、补益气血、滋阴润燥、健脾养胃，对胎动不安、脾胃不和、气血不足等症有很好的食疗功效。

【选购储存】在挑选鸡蛋的过程中，可轻轻捏住鸡蛋两头进行摇动，若发出晃荡的声音，则说明鸡蛋很可能已经变质，而没有声音则说明鸡蛋较新鲜；也可将鸡蛋对光进行观察，若蛋白清晰，空室较小，则说明是鲜蛋。鸡蛋在室温下可存放于干燥处，也可将鸡蛋大头向上、小头向下放在冰箱中储存，但储存前切勿用水冲洗。

【饮食误区】高热、腹泻、肝炎、肾炎、胆囊炎、胆石症患者忌食鸡蛋。

【对症食疗方】

皮肤干燥：蛋黄1个，加入5滴维生素E，调匀后敷脸，20min后用清水洗净即可。

治血虚、月经不调：当归10g煎为药汁，然后打入2个鸡蛋，并加入红糖30g，煮熟即可食用，每月经后食用一次，可有效缓解女性血虚、月经不调等症。

有机厨房

【吃对才健康】

✔ 鸡蛋＋大豆＝鸡蛋含有较多胆固醇，而大豆富含皂苷，可有效降低血清中的胆固醇，二者同食有益人体健康。

✔ 鸡蛋＋豆腐＝鸡蛋富含维生素D，有促进钙质吸收的作用；豆腐中钙含量较高，二者同食可使钙得到更充分吸收。

✔ 鸡蛋＋紫菜＝鸡蛋胆固醇含量较高，而紫菜富含具有降低胆固醇功效的牛磺酸，二者同食可促进人体对营养的吸收。

✘ 鸡蛋＋豆浆＝鸡蛋清含有黏性蛋白，易与豆浆中的胰蛋白酶结合，影响人体对蛋白质的消化吸收。

✘ 鸡蛋＋兔肉＝鸡蛋与兔肉都含有一些生物活性物质，二者同食，会刺激胃肠道，引起腹泻。

✘ 鸡蛋＋茶＝茶的单宁酸含量较高，易与鸡蛋中的蛋白质形成不易消化的物质，影响人体对蛋白质的吸收。

【营养烹饪100分】炒鸡蛋之前，可在蛋液中加少许水，顺一个方向打散，这样可使鸡蛋更鲜嫩，但不要放味精。

【有机果蔬汁】鸡蛋柠檬汁

材料：柠檬1个，鸡蛋黄1个，雪碧250g，糖、碎冰各适量。

配料：柠檬1片，红樱桃1个。

做法：① 将柠檬挤汁，与蛋黄、糖一起放入果汁机中搅匀，倒入装有碎冰的杯中。

② 杯中加满雪碧，将柠檬片、红樱桃插入杯中做装饰。

功效：补益气血，滋阴润燥，健脑益智。

（六）金针菇

金针菇营养丰富，清香扑鼻，菌盖小巧细腻，干部形似金针，故名金针菇。其含有丰富的胡萝卜素、氨基酸、多糖等物质，是拌凉菜和火锅食品的原料之一。

有机食话

● **性味**：性寒、味甘咸。

●归经：归肝、胃经。

【功效主治】抵抗疲劳、抗菌消炎、抗肿瘤，主治肝病、胃肠道炎症、溃疡、癌瘤等病症。

【选购储存】宜选未开伞、菇体洁白、均匀整齐、没有褐根的金针菇。金针菇晒干后用保鲜膜包好，放在冰箱冷藏室保存。

【饮食误区】脾胃虚寒者不宜吃得太多。

【对症食疗方】

身体虚弱：金针菇150g，猪瘦肉250g。金针菇洗净，猪瘦肉切片。烧开水，先入肉片煮沸，入金针菇，加盐适量，熟后即可。

体虚气血：金针菇100g，土子鸡250g。将子鸡内脏去之，洗净入沙锅中加水炖至九成熟，再入金针菇，待金针菇煮熟即可起锅食用。

有机厨房

【吃对才健康】

✔ 金针菇＋豆腐＝健脾养胃、降血压。

✔ 金针菇＋鸡肉＝鸡肉可填精补髓、活血调经，金针菇含有丰富的蛋白质、胡萝卜素等，同食可防治肝脏、肠胃疾病，还有健脑功效。

✘ 金针菇＋驴肉＝引发心痛，严重者可致命。

【营养烹饪100分】金针菇烹制前需开水稍焯，以去其异味。金针菇不易分开，切成两段才能完全松散开来。

【有机果蔬汁】菠菜金针菇汁

材料：菠菜100g，金针菇80g，葱白段50g。

调料：蜂蜜15g。

做法：① 菠菜择洗干净，切段；葱白洗干净备；金针菇掰开，清洗干净。

② 将菠菜、葱白段和金针菇放入榨汁机中，加入凉开水。

③ 搅打成汁后倒入杯中，加入蜂蜜调匀即可。

功效：本品有补肝、益肠胃、抗癌等作用。

（七）银耳

银耳含有丰富的胶质、维生素、无机盐、氨基酸等营养物质，既是名贵的营养滋补佳品，又是扶正强壮之补药，有"菌中之冠"、"延年益寿之品"、"长生不老良药"等美誉。

有机食话

●性味：味甘、淡，性平。

●归经：归肺、胃、肾经。

【功效主治】滋阴补阳、润肺和胃、益气补血，可治疗心慌、心悸、气虚、气短、高血压、高血脂等病症与不适。

【选购储存】优质银耳干燥，色白微黄而有光泽，肉厚而朵整，无味或者略带土腥味。银耳受潮容易变质，可以放在塑料袋内保存，然后放于阴凉干燥处。

【饮食误区】外感风寒、出血症、糖尿病患者不宜多食。

【对症食疗方】

心慌、心悸、气虚、气短：银耳15g，加太子参25g、冰糖适量，入锅加适量清水，中火煎煮至耳熟参透即可。

肺阴虚证：银耳20g，燕窝10g，冰糖适量。先将银耳、燕窝洗净，用水煮熟，放入冰糖，吃银耳、燕窝，喝汤。

高血压、高血脂：银耳25g，鹌鹑蛋5个，冰糖适量。先将银耳去根，用清水浸泡10h，然后洗净放入碗中，加冰糖，打入鹌鹑蛋，隔水炖40min即可。

有机厨房

【吃对才健康】

✔ 银耳＋冰糖＝银耳具有润肺生津、滋阴养胃的功效，冰糖具有和胃润肺的功效，同食效果更佳。

✔ 银耳＋茉莉花＝健体强身，防止疾病。

✔ 银耳＋黑木耳＝滋肾补脑。

✘ 银耳＋菠菜＝银耳含有丰富的钙、铁等，与维生素C含量较高的菠菜搭配，会影响银耳的营养功效。

【营养烹饪100分】变质银耳不可食用，以防中毒；银耳宜用开水泡发，泡发后应去掉未发开的部分，特别是淡黄色的东西。

【有机果蔬汁】五彩银耳汁

材料：银耳30g，黄豆、红豆各20g，竹荪、西芹各适量。

做法：① 除西芹外，将材料全部浸泡8h，再放入冰箱冷藏继续浸泡。

② 西芹洗净，切块。

③ 所有材料放入豆浆机榨汁，过滤后即可饮用。

功效：益气补血，滋阴补阳，润肺和胃。

（八）花生

花生又称"长生果"，含有丰富的蛋白质和脂肪，尤其是不饱和脂肪酸的含量很高，营养价值可与鸡蛋、牛奶、肉类等食物媲美，多食可滋养补益、延年益寿。

有机食话

● 性味：性平、味甘。

● 归经：归脾、肺经。

【功效主治】润肺化痰、调养脾胃，可治疗高血压、慢性肾炎、肺结核、久咳、贫血、水肿、失眠、乳汁少、胃酸过多、血小板减少、脚气病、声音沙哑等病症与不适。

【选购储存】优质花生外表呈土黄色或白色；果仁颗粒饱满、形态完整；闻起来有花生纯正香味，无异味。花生保存时需用100℃的开水浸烫花生15 ~ 20min（水要没过花生），捞出花生沥干水分，晾2 ~ 3天，用保鲜膜装好，吃时即取。

【饮食误区】花生含油脂多，消化时需多耗胆汁，胆病患者不宜食用；多食花生可促进血栓形成，血黏度高或有血栓的人不宜食用；寒湿阻滞、肠滑便泄、内热上火者不宜食用。

【对症食疗方】

高血压：花生浸醋中，7日后食用，每天早、晚各10粒。

慢性肾炎：花生、红枣各60g，煎汤代茶，食花生、红枣，饮汤，连服1周。

肺结核：花生生食，每日4 ~ 5次，每次10 ~ 20粒。

贫血：花生、大枣各25g，龙眼肉10g，同煮汤，早晚食用。

久咳：花生去嘴尖，小火煎汤服用。

水肿：花生、红糖适量，水煎服。

失眠：鲜花生叶250g，水煎服。

乳汁少：花生90g，猪蹄1只，共炖服。

胃酸过多：食花生，每日3次，每次20 ~ 30粒。

血小板减少：花生（连衣）炒食，每日3次，每次60g，7天为1个疗程。

脚气病：花生100g，赤小豆、红枣、大蒜各30g，水煎服，每日2次。

声音沙哑：花生（去红衣）水煮饮汤。

有机厨房

【吃对才健康】

✔ 花生 + 毛豆 = 卵磷脂含量极高，可健脾益智。

✔ 花生 + 芹菜 = 改善脑血管循环、延缓衰老。

✔ 花生 + 红葡萄酒 = 花生所含的有益化合物——白梨醇，与红葡萄酒中所含的阿司匹林相搭配，可以预防血栓的形成，保证心血管通畅。

✘ 花生 + 黄瓜 = 易引起腹泻。

【营养烹饪100分】花生炖着吃最有营养，既避免招牌营养素的破坏，又具有不温不火、口感潮润、入口好烂、易于消化的特点。

炸熟的花生，趁热撒少许白酒，稍凉后撒少许食盐，这样不易回潮，存放时间长。

【有机果蔬汁】红枣花生汁

材料：红枣（干）45g，花生90g。

调料：红糖适量。

做法：① 将花生在沸水中煮一下，冷却后去皮，倒入汤碗中。

② 碗中加入红枣和水，小火煮30min后加入红糖，待糖溶化后即可收汁。

功效：补脾和胃，益气生津，气血双补。

（九）木瓜

木瓜甜美可口、营养丰富，富含17种以上氨基酸及钙、铁等，还含有木瓜蛋白酶、番木瓜碱等营养素，有"百益之果"、"水果之皇"、"万寿瓜"的雅称，是岭南四大名果之一。

有机食话

● 性味：性温、味酸。

● 归经：入肝、脾经。

【功效主治】 消食、驱虫、清热、祛风，可辅助治疗胃痛、消化不良、肺热干咳、乳汁不通、湿疹、寄生虫病、手脚痉挛疼痛等病症。

【选购储存】优质木瓜果皮光滑美观，果肉厚实细致、香气浓郁、汁水丰多。本食物需储存在阴凉干燥通风处，切开后若不立即食用需用保鲜膜包好，放入冰箱冷藏室内。

【饮食误区】孕妇、过敏体质者不宜多食。

【对症食疗方】

产后乳汁缺少：鲜木瓜1个，切开后煮汤服食。

咳嗽：鲜熟木瓜一个，去皮蒸熟后，加蜜糖服食。

胃病、消化不良：熟木瓜生食或煮熟食，或晒干研粉，每次服5g，1日2次。

驱绦虫、蛔虫：未熟木瓜，晒干研粉，每次10g，早晨空腹服。

痈疖肿毒：木瓜叶捣烂外敷。

病后体虚，产后乳少：鲜木瓜1个、切片，生姜、米醋各30g，同煮熟食用。

有机厨房

【吃对才健康】

✔ 木瓜＋牛奶＝助消化，可治疗肠胃炎、消化不良。

✔ 木瓜＋蜂蜜＝美容护肤、延缓衰老。

✔ 木瓜＋玉米笋＝助消化、清理肠胃，防止慢性肾炎、高血压、冠心病、糖尿病。

✔ 木瓜＋猪肉＝木瓜所含的木瓜酶易软化猪肉肌肉显微组织，利于蛋白质的吸收。

✘ 木瓜＋南瓜＝南瓜所含的维生素C分解酶会破坏木瓜中的维生素C，降低其营养价值。

✘ 木瓜＋牛肝＝牛肝中所含的铜会破坏木瓜中的维生素C，降低其营养价值。

【营养烹饪100分】南方的番木瓜可作为蔬菜与肉类一起炖煮，也可以生吃。而北方木瓜为宣木瓜，不宜鲜食，多用来治病。

【有机果蔬汁】木瓜生姜汁

材料：木瓜2个。

配料：姜适量。

做法：① 将木瓜洗净，挖出中间的籽。

② 将生姜擦洗干净。

③ 榨汁后立即饮用。

功效：提高免疫系统功能，抗癌，防止衰老。

（十）菠萝

菠萝又名凤梨，汁多味甜，有特殊香味，是深受人们喜爱的水果。

有机食话

● 性味：性平，味甘、微酸。

● 归经：归脾、肾经。

【功效主治】清热解毒、健胃消食、补脾止泻、祛湿利尿，对支气管炎、消化不良、肠炎腹泻、肾小球肾炎、糖尿病口渴、痢疾、腹痛患者都有一定的食疗作用。

【选购储存】优质菠萝外皮呈青黑色、叶片呈深绿色；用手指按压有柔软感，用手指轻弹有坚实厚重的回声。常温保存或冰箱冷藏均可。但在盐水中需浸泡半个小时，再用清水清洗，放在冰箱专用容器内保鲜效果会更好。

【饮食误区】患有溃疡病、肾脏病、凝血功能障碍的人需禁食，发烧及患有湿疹疥疮的人也不宜多食。

【对症食疗方】

糖尿病口渴：菠萝榨汁后用凉开水调服。

支气管炎：菠萝肉120g，水煎，服用时加适量蜂蜜即可，每日2次。

肾小球肾炎：菠萝肉60g，鲜茅根30g，水煎后代茶饮用。

肠炎腹泻：菠萝叶30g，水煎后服用，每日2次。

消化不良：菠萝1个去皮、切块、榨汁，橘子2个去皮、榨汁，两者汁液混匀后即可饮用，每日2次。

有机厨房

【吃对才健康】

✔ 菠萝＋蜂蜜＝缓解哮喘。

✔ 菠萝＋橘子＝促进食欲。

✔ 菠萝＋鸡蛋＝美白肌肤、消除疲劳。

✗ 菠萝+香蕉=钾含量过多，对急慢性肾炎者不利。

✗ 菠萝+虾=刺激胃，引起呕吐。

【营养烹饪100分】菠萝去皮切片后需在淡盐水里浸泡30min左右，再用凉水浸洗，这样可以有效去除咸味。

【有机果蔬汁】西柚葡萄菠萝汁

材料：西柚、香菜、葡萄、菠萝各200g。

配料：柠檬、冰块各适量。

做法：① 西柚去皮，切成小块；香菜洗净，用开水焯一下，切碎；葡萄洗净，去皮和籽；菠萝去皮，切成小碎块；柠檬连皮切成3片。

② 分别将西柚块、葡萄、菠萝块、柠檬片放入榨汁器中榨汁；香菜放入纱布中，直接挤出汁；将全部汁液盛入放有冰块的杯内，搅拌均匀即可饮用。

功效：预防黑斑、雀斑、消除皱纹、缓解疲劳。

（十一）金橘

橘子常与柑子被统称为柑橘，颜色鲜艳，酸甜可口，是低热量、低脂肪的优质水果之一，其肉、皮、络、核、叶均可入药。

有机食话

● 性味：性凉、味甘酸。

● 归经：归脾、胃经。

【功效主治】润肺、开胃、理气、化痰、止咳、止渴、醒酒，可辅助治疗慢性支气管炎、高血压、咳嗽、便秘、乳腺炎、感冒、冻疮、口臭等病症与不适。

【选购储存】优质橘子表皮呈闪亮色泽或深黄色，有阵阵香气。可常温保存或冰箱冷藏。为了使其更新鲜，可将其用小苏打水清洗，之后沥干水分再放入保鲜袋中，冷藏即可。

【饮食误区】风寒咳嗽、痰饮咳嗽者不宜食用。

【对症食疗方】

慢性支气管炎：橘皮5～15g，泡水饮用。

高血压：橘子皮切丝晾干做枕芯用，有顺气、降压的功效。

乳腺炎：生橘皮30g、甘草6g，煎汤饮服。

风寒感冒：鲜橘皮、生姜片，加红糖适量煎水喝。

咳嗽：干橘皮5g，加水2杯煎汤后，放少量姜末、红糖趁热服用。

便秘：鲜橘皮12g或干橘皮6g，煎汤服用。

口臭：将一小块橘皮含在口中，或嚼一小块鲜橘皮。

冻疮：将橘皮用火烤焦，研成粉末，再用植物油调匀，抹在患处。

解酒：用鲜橘皮30g，加盐少许煎汤饮服。

【吃对才健康】

✔ 橘子＋鸡肉＝橘子含有维生素，与鸡肉中的优质蛋白质同食可加速脂肪分解。

✔ 橘子＋玉米＝橘子中的维生素C易被氧化，玉米所含的维生素E有强抗氧化作用，同食利于维生素C的吸收。

✘ 橘子＋萝卜＝诱发甲状腺肿。

✘ 橘子＋牛奶＝腹胀、腹泻、腹痛等不适。

✘ 橘子＋黄瓜＝黄瓜中的维生素C分解酶会破坏橘子所含的维生素C，降低营养价值。

✘ 橘子＋动物肝脏＝橘子所含维生素C易被氧化。

✘ 橘子＋西药维生素K、磺胺类药物、安体舒通、氨苯蝶啶和补钾药物＝降低药效。

【营养烹饪100分】橘子可以剥皮生食，或绞汁取液饮。

【有机果蔬汁】柳橙凤梨汁

材料：凤梨100g，柳橙、番茄各1个。

配料：洋芹、蜂蜜、柠檬各适量。

做法：① 柳橙去皮，凤梨去皮与心，番茄去蒂，各切成适当大小。

② 柠檬去皮后，与洋芹等全部放进压榨器中榨汁，再随个人口味添加蜂蜜。

功效：美白，抗氧化。

（十二）香蕉

香蕉食用价值很高，含有蛋白质、脂肪、碳水化合物、钙、磷、铁，以及胡萝卜素、维生素A、B族维生素、维生素C、维生素E等多种人体所需营养成分。

有机食话 ●●●●●●●●●●●●●●●●●●●●●●●●●●●●●●●●●●●●●●

● 性味：性寒、味甘。

● 归经：归胃、大肠经。

【功效主治】润肺养阴、清热生津、润肠通便，可辅助治疗胃阴亏虚、胃脘隐痛、口干口渴、虚热烦渴、大便秘结等病症与不适。

【选购储存】若是即食可买果皮黄中泛红、带均匀黑斑的香蕉；存放几天后再食可买果皮绿中泛黄、果实饱满的香蕉；表皮有黑色斑点、色泽深黄的香蕉最可口。香蕉宜放在阴凉、干燥、通风处，保鲜温度为8～12℃。而不宜放在冰箱中，否则果肉变暗褐色，口感欠佳。

【饮食误区】胃酸过多者不宜食用，胃痛、消化不良、腹泻者也宜少吃。

【对症食疗方】

阴虚阳亢、头昏眼花、面赤升火、眩晕：香蕉50g，茶叶水50ml，白糖适量。将香蕉去皮，放入杯中，捣碎，加入茶叶水及适量白糖，调匀。每次饮用1杯，每日3次。

肠燥液亏、热毒内蕴、痔疮出血和便后出血：香蕉2枚，连皮洗净，放入锅中，加水适量，炖熟连皮食用。

有机厨房 ··········

【吃对才健康】

✔ 香蕉＋苹果＝均富含果胶，搭配同食可防铅中毒。

✔ 香蕉＋燕麦＝香蕉丰富的维生素 B_6 可提高人体血清素含量，燕麦谷皮也可提高人体血清含量，搭配同食，可改善睡眠。

✔ 香蕉＋冰糖＝清肺、止咳、润肠。

✘ 香蕉＋土豆＝同食面部会起斑。

✘ 香蕉＋芋头＝入胃则酸胀痛。

【营养烹饪100分】制作拔丝香蕉最好将其用蛋清糊裹上一层，这样做出的菜品外脆里嫩，更有口感。

【有机果蔬汁】香蕉火龙果汁

材料：火龙果半个，香蕉两个。

配料：鲜蜜水400g。

做法：① 火龙果和香蕉去皮切块。

② 香蕉加入200ml蜂蜜水入榨汁机中榨汁。

③ 火龙果加入200ml蜂蜜水入榨汁机中榨汁，两汁混合。

功效：润肠通便，润肺养阴，清热生津。

（十三）柠檬

柠檬营养价值高，可作上等调味料、化妆品和药品。其香气能除腥膻之气，且使肉质更细嫩。其维生素含量极高，能防止和消除皮肤色素沉着，是女性天然美白佳品。

有机食话 ··········

● 性味：性平、味甘酸。

● 归经：归脾经。

【功效主治】化痰止咳、生津健胃、行气止痛、止咳平喘，可辅助治疗高血压、急性胃肠炎、腹泻、呕吐、痰热咳嗽、咽痛口干、暑热烦渴等病症与不适。

【选购储存】优质柠檬外形光滑，色泽鲜明，果皮柔软；反之，果皮粗糙且较硬。柠檬需常温保存或冰箱冷藏，但需用保鲜膜包好，再放在密闭容器中，冷藏保存效果会更好。

【饮食误区】胃溃疡和胃酸过多者不宜食用柠檬，而且患有龋齿的人和糖尿病患者应忌食柠檬。

【对症食疗方】

高血压、咽痛口干：柠檬1个，马蹄10只，水煎服，每日1次。

急性胃肠炎、腹泻、呕吐、呃逆：柠檬煮熟，去皮晒干，装入瓷罐用盐腌制，每次1个，开水冲服。

痰热咳嗽：柠檬100g，桔梗12g，胖大海10枚，甘草9g，水煎服，每日1～3次。

暑热烦渴、胃热口渴：柠檬150g榨汁饮用，每日2～3次。

中暑呕恶、先兆流产腹痛、胎漏下血：鲜柠檬肉榨汁，用小火煎煮成膏状，冷却后加白糖将膏汁吸干，装瓶备用。用开水冲服，每日2次，每次10g即可。

有机厨房 ••

【吃对才健康】

✔ 柠檬＋鸡腿＝柠檬的酸味可促进食欲。

✔ 柠檬＋芦荟＝柠檬的酸味可使人体产生唾液，促进消化。

✔ 柠檬＋黄瓜＝消除雀斑，增白皮肤。

✘ 柠檬＋牛奶＝柠檬中的果酸会使牛奶中的蛋白质变性，降低营养价值。

✘ 柠檬＋山楂＝山楂味酸，可开胃消食、化滞消积，柠檬也属酸性食物，搭配同食酸性过强。

【营养烹饪100分】柠檬太酸，不适合鲜食，适宜配菜、榨汁。

【有机果蔬汁】芒果柠檬汁

材料：芒果1个，胶糖蜜、柠檬汁各适量。

调料：龙舌兰酒、白色柑香酒、牛奶各适量。

做法：① 将芒果去皮，切成四方形大小，冷冻。

② 用20块冰和牛奶做成碎冰。

③ 加入龙舌兰酒、白色柑香酒、胶糖蜜、柠檬汁及芒果。

④ 最后加入牛奶、冰块搅拌均匀，然后倒入玻璃杯中即可。

功效：化痰止咳，生津健胃，行气止痛，止咳平喘。

四、白色食物：人体营养基石

白色在五行中属金，入肺，偏于益气行气，其蛋白质成分比较丰富，常食能消除身体疲劳，又可促进疾病康复。此外，白色食物还属于一种安全性相对较高的营养食物。特别是高血压、心脏病、高血脂、脂肪肝等患者食用白色食物对身体有益。

（一）牛奶

牛奶是人们日常生活中喜爱的饮食之一，含有丰富的钙、维生素D等营养素，包括人体生长发育所需的全部氨基酸，消化率高达98%，是其他食物所无法比拟的。

有机食话

- ●性味：味甘，性平、微寒。
- ●归经：入心、肺、胃经。

【功效主治】补虚损、益肺胃、生津润肠，可辅助治疗久病体虚、气血不足、营养不良、噎膈反胃、胃及十二指肠溃疡、消渴、便秘等不适。

【选购储存】选购牛乳产品时，最好选择品牌知名度高且标识说明完整、详细的产品。酸牛乳保质期短，需低温储存（2～6℃）；灭菌乳可在常温下长期保存。

【饮食误区】缺铁性贫血、乳糖酸缺乏症、胆囊炎、胰腺炎患者不宜饮用；脾胃虚寒作泻、痰湿积饮者需慎服牛奶。

【对症食疗方】

儿童夜间咳嗽：煮1杯牛奶，加1枚生鸡蛋和一茶匙蜂蜜，搅拌均匀，分2份，1份睡前趁热喝，另1份放入冰箱以备夜间咳嗽用。

伤风引起的鼻炎：牛奶中加少许蒜汁和葱汁，将其滴入鼻腔内。

乳腺炎：将100g土茴香籽倒入0.5L的牛奶中煮，煮沸后，盖盖浸泡2h；把土茴香籽滤净，泡好的牛奶分3份，每天1份，分3次服用。

偏头痛：把1枚生鸡蛋打入杯子内，搅拌均匀后倒入煮开的牛奶。每天喝1次，每次1杯，1个疗程为1周。

有机厨房

【吃对才健康】

✓ 牛奶+蜂蜜＝滋养肌肤、润滑肠道，还可治疗贫血和缓解痛经。

✓ 牛奶+木瓜＝护肤养颜、促进消化。

✗ 牛奶+橘子＝牛奶中的蛋白质与橘子中的果酸相遇会凝固，影响牛奶的消化与吸收。

✗ 牛奶+韭菜＝韭菜中的草酸遇到牛奶中的钙，则钙离子形成沉淀，影响人体对钙质的吸收，还易生成草酸钙。

✗ 牛奶+果汁＝牛奶中的酪蛋白难以消化吸收，可导致消化不良或腹泻。

✗ 牛奶+糖＝牛奶中的赖氨酸在加热条件下与果糖反应，生成有毒的果糖基赖氨酸，不利于健康。

✗ 牛奶+巧克力＝同食会生成不溶性草酸钙，影响钙的吸收，甚至出现头发干枯、腹泻、生长缓慢等现象。

【营养烹饪100分】煮牛奶时不宜煮沸、久煮，否则会破坏其营养素，而且煮时不要加糖，须待煮熟离火后再加。炸鱼前，将鱼浸入牛奶片刻，能除腥增味。

【有机果蔬汁】番茄牛奶汁

材料：番茄150g，牛奶500g。

调料：蜂蜜适量。

做法：① 番茄洗净，在沸水中烫一下，去皮、去籽、切块。

② 将番茄放入榨汁机，并倒入牛奶，加适量蜂蜜搅拌均匀，过滤后倒入杯中即可。

功效：润泽肌肤，促进消化。

（二）白萝卜

白萝卜是一种常见的蔬菜，生食、熟食均可，被誉为"小人参"。

有机食话

- 性味：味甘、辛，性凉。
- 归经：入肺、胃、大肠经。

【功效主治】清热生津、凉血止血、下气宽中、消食化滞、开胃健脾、顺气化痰，主要用于腹胀停食、腹痛、咳嗽、痰多等症。

【选购储存】优质白萝卜无开裂，不糠心，颜色和光泽好，无须根，有重量感。白萝卜储存前需用报纸包裹起来，放入冰箱冷藏室可存放5～7天。

【饮食误区】白萝卜性偏寒凉而利肠，脾虚泄泻者慎食或少食，而且胃溃疡、十二指肠溃疡、慢性胃炎、单纯甲状腺肿、先兆流产、子宫脱垂等患者更要忌食。

【对症食疗方】

烫伤：生白萝卜捣汁，涂患处。

热疖：白萝卜生捣汁，调醋擦患处。

食积：白萝卜生捣汁，饮服。

胃痛、高血压：白萝卜捣汁，饭后饮1杯。

急性喉炎、喉痛声嘶、支气管炎：白萝卜生捣汁250g，加白糖30g，或加生姜汁服下。

热咳、咳黄稠痰：白萝卜、马蹄生捣汁各60g，炖热服。

百日咳：白萝卜生捣汁，加麦芽糖蒸熟服食。

冻疮：白萝卜生切片，烘热涂擦患处，睡前擦1次，至患处皮肤发红为止。

脚气：白萝卜煮浓汁，热洗。

食物中毒：白萝卜500g，生捣汁，每次服60g，1日2次。

胸腹饱闷、痢疾：萝卜叶晾干，用水煎浓汁服食。

呕吐：萝卜叶捣烂取汁，开水送服或加红糖水冲服。

消暑解渴：白萝卜切片晒干，夏天作汤食。

【吃对才健康】

✔ 白萝卜＋大豆油＝帮助人体吸收钙质。

✔ 白萝卜＋圆白菜＝预防皮肤干燥与粗糙。

✔ 白萝卜＋蛤蜊＝强心、护肝。

✘ 白萝卜＋胡萝卜＝影响维生素C的吸收。

✘ 白萝卜＋蜂蜜＝引发腹泻。

【营养烹饪100分】白萝卜可生食、炒食、煮食或煎汤、汁饮或外敷患处。白萝卜宜生食，但吃后半小时内不能进食，以防其有效成分被稀释。

【有机果蔬汁】白萝卜圆白菜汁

材料：圆白菜350g，白萝卜100g。

做法：① 圆白菜洗净；白萝卜去皮洗净。

② 将圆白菜、白萝卜用榨汁机榨出原汁，即可饮用。

功效：健脾开胃，延缓衰老，防癌抗癌。

（三）莲藕

莲藕微甜脆口，含有丰富的糖类、钙、磷、铁、维生素等营养素，可生食也可做菜，而且药用价值相当高。

● 性味：性平、味甘涩。

● 归经：归心、肺、脾、胃经。

【功效主治】清热解毒、凉血散瘀、健脾开胃，可辅助治疗胃出血、胃脘疼痛、噎膈反胃、妊娠呕吐、胃脘胀痛、产后血瘀等病症与不适。

【选购储存】优质莲藕个头相对较大，略呈黄色，又比较长，且其两端最好保存完整。莲藕保存前不宜清洗，原样储存在潮湿阴凉处即可。

【饮食误区】莲藕性偏凉，产妇不宜过早食用，脾胃消化功能低下、大便溏泄者也不宜生吃。

【对症食疗方】

热病烦渴、小便热痛、产后血瘀及暑热症：鲜藕50g，切片，加水适量，小火煮至一碗，加入适量白糖拌匀，放凉后代茶饮。

噎膈反胃、妊娠呕吐：牛奶250g，藕汁、梨汁各50g，姜汁5g。三汁调入牛奶中，小火煮沸饮服，每日1～2次，连服3～5天。

胃出血、胃脘疼痛：鲜莲藕一段，三七粉5g，鸡蛋1个。莲藕洗净，切片入锅中加清水适量，煮沸后调入三七粉、鸡蛋、食盐等，再沸后分食藕和蛋。

【吃对才健康】

✓ 莲藕＋鳝鱼＝滋阴补血。

✓ 莲藕＋猪肉＝健脾养胃。

【营养烹饪100分】莲藕可生食、烹食、捣汁饮，或晒干磨粉煮粥；煮藕时忌用铁器，以免食物发黑。

【有机果蔬汁】苹果莲藕汁

材料：苹果1/2个，莲藕50g。

配料：甜椒适量。

做法：① 将苹果洗净去籽，切成2cm的小块。

② 甜椒洗净后去蒂去籽，切成小块，加半杯纯净水，三种原料共同榨汁。

功效：本品具有清热生津、凉血散瘀、补脾开胃、止泻等功效。

（四）百合

百合含有淀粉、蛋白质、脂肪及钙、磷、铁、维生素B_1、维生素B_2、维生素C等营养素，还含有秋水仙碱等特殊的营养成分，具有良好的滋补之功。

有机食话 ●

● 性味：味甘、微苦，性平。

● 归经：入心、肺经。

【功效主治】润肺止咳、养阴消热、清心安神，可治阴虚久咳、痰中带血、咽痛失音，热病后期、余热未清，或情志不遂、虚烦惊悸、失眠多梦、精神恍惚、痈肿等病症与不适。

【选购储存】优质百合个大，体壮，色洁白无黄斑，底部凹处少泥土。买回百合后，先挑洗干净，再装保鲜袋，放在冰箱冷冻室，即可保持新鲜。

【饮食误区】百合性偏凉，风寒咳嗽、虚寒出血、脾虚便溏者不宜多食。而且平时胃肠功能衰弱，大便泄泻者，也不宜过多食用。

【对症食疗方】

秋燥咳嗽：百合30g，加水煮烂，与100ml甘蔗汁调匀，或冲入3g川贝母粉，睡前服食。

咽喉干痛：百合120g，蜂蜜30g，拌匀蒸熟后嚼食。

肺结核痰中带血、虚烦惊悸、神情恍惚：百合60g，大米250g，加水煮粥，以白糖适量调味服食，每天3次。

胃痛、心烦、失眠：百合90g，糯米60g，红糖适量，合煮成粥服食。每天1次。

肺痈：鲜百合60g，捣烂，绞取汁，加入适量黄酒，温开水和服。

支气管炎：百合9g，梨1个，白糖15g，混合蒸30min，冷后服。

神经衰弱、更年期综合征：鲜百合50g，酸枣仁15g，水煎去渣，用其将百合煮熟，连汤服食。

气喘、心烦：取百合15g、生地黄15g、熟地黄9g、麦冬9g、贝母9g、玄参9g、桔梗3g、甘草3g，诸药加水煎煮，滚沸30min后，取药汁温服，每日2次。

脾胃虚弱、食欲不振：百合250g、款冬花250g。将两药焙干，研末，和白蜜为丸，临睡前温开水送服。

有机厨房

【吃对才健康】

✔ 百合＋鲫鱼＝调养脾胃、气血双补、清热祛火、缓解失眠。

✔ 百合＋雪梨＝润燥。

✔ 百合＋蜂蜜＝缓解神经衰弱。

✔ 百合＋粳米＝润肺止咳、养心安神。

✔ 百合＋莲子＝益胃、润肺。

✔ 百合＋薏苡仁＝滋补、安神。

✖ 百合＋猪肉＝中毒。

【营养烹饪100分】烹制百合前需处理掉球茎部位，因其可能引起皮肤瘙痒、呕吐、腹泻等症状。

【有机果蔬汁】百合汁

材料：百合（干）250g。

调料：冰糖30g。

做法：① 百合剥取鳞片，清水洗净，在沸水中焯过。

② 百合捣烂，用榨汁机绞取汁，加入冰糖水即可饮用。

功效：润肺止咳。

（五）冬瓜

冬瓜含有丰富的蛋白质、胡萝卜素、钙、磷、铁、钾等营养素，是营养价值很高的蔬菜之一。

有机食话

● 性味：味甘淡、性微寒。

● 归经：入肺、大肠、小肠、膀胱经。

【功效主治】清热解毒、利水消痰、除烦止渴、祛湿解暑，是心胸烦热、小便不利、肺痈咳喘、肝硬化腹水、高血压等疾病患者的辅助食疗食物。

【选购储存】要选择老，表皮有一层白色粉状，色深绿的冬瓜。冬瓜喜温耐热，宜在通风处保存。

【饮食误区】因营养不良而致虚肿者需慎食。

【对症食疗方】

小儿夏季发热持续不退：冬瓜皮30g，柚子核15g（去壳），水煎频饮。

慢性肾炎：冬瓜仁15～30g，水煎服。

妇女湿热白带：冬瓜仁30g，捣成末，加冰糖30g，开水炖服，每日2次。

有机厨房

【吃对才健康】

✔ 冬瓜＋甲鱼＝润肤明目、塑身减肥。

✔ 冬瓜＋鸡肉＝清热利尿、散血消肿。

✔ 冬瓜＋口蘑＝利尿、降压。

✘ 冬瓜＋鲤鱼＝易脱水。

【营养烹饪100分】烹制冬瓜以清淡为宜。冬瓜与肉煮时最好是小火慢炖，这样可防止冬瓜过熟过烂。

【有机果蔬汁】冬瓜苹果汁

材料：冬瓜、苹果各100g。

调料：盐适量。

做法：① 冬瓜去皮、去瓤、洗净，切成铅笔粗细2寸长的瓜条，在淡盐水中浸泡5～10min。

② 苹果洗净，榨汁。

③ 冬瓜捞出后沥净余水，放到苹果汁中浸泡4～5h，苹果汁必须没过瓜条。

④ 盖好盖子，放在冰箱冷藏室内，可分数次食用。

功效：利水消肿，消热解渴。

（六）山药

山药又称山芋，含有丰富的糖类、淀粉、胆碱、果胶等营养素，既可作主粮，又可作蔬菜，还可制成小吃类食物，自古以来就被视为物美价廉的补虚佳品。

有机食话

● 性味：性平、味甘。

● 归经：入肺、脾、肾、胃经。

【功效主治】健脾、厚肠胃、补肺、益肾，是子宫脱垂、遗精、脾虚泄泻、心腹虚胀等疾病患者的理想食物之一。

【选购储存】要选完好无损、块大、有光泽、不干枯、没有须根的山药。山药宜存放在通风阴凉处。切开后的山药需用保鲜膜包装存于冰箱冷藏室内。

【饮食误区】山药有收涩作用，大便燥结者不宜食用。

【对症食疗方】

子宫脱垂、遗精：每天早晨煮食山药120g。

心腹虚胀、不思饮食：山药适量，生的及炒熟的各一半，共研细末，米汤送服，每次服6～10g，每日2次。

脾虚泄泻：山药20g，粳米30g，共研末煮成糊状食用。

症见口渴、尿多、易饥的糖尿病：山药15g，黄连6g，水煎服用。

有机厨房

【吃对才健康】

✔ 山药＋胡萝卜＝健脾养胃。

✘ 山药＋甘遂、碱性药物＝会引起身体不适。

【营养烹饪100分】山药宜去皮食用，以免产生麻、刺等异常口感；剥皮后的山药要存放在醋水中，这样可以保持山药不变色。

【有机果蔬汁】山药牛蒡汁

材料：牛蒡、山药各50g；苹果、柠檬各1个。

做法：① 将牛蒡和山药洗净，切小块；苹果去皮去核，切小块；柠檬去皮，果肉切块。

② 将牛蒡、山药、苹果、柠檬放入榨汁机内，搅打成汁。

③ 将滤净的菜汁倒入杯中，加凉开水拌匀即可。

功效：改善血液循环，益气养阴，健脾开胃。

（七）荔枝

荔枝果肉含有丰富的蔗糖、蛋白质、脂肪、维生素C、柠檬酸、果胶、磷、铁等营养素，适合贫血、脾虚久泻、气虚胃寒和老年体虚者食用。

有机食话

● 性味：性温、味苦涩。

● 归经：归胃经。

【功效主治】消肿止痛、益气补血、理气、散结、止痛，是贫血、小儿遗尿、虚喘、消化不良、疝气疼痛、皮癣等疾病患者的健康食物之一。

【选购储存】新鲜荔枝色泽鲜艳，富有香气；外壳龟裂片平坦，缝合线明显；用手轻捏，有弹性。荔枝需用保鲜膜包装后放入冰箱才能久存，保鲜温度在8～12℃。

【饮食误区】荔枝多食易生内热，故阴虚所致的咽喉干痛、牙龈肿痛、鼻出血等患者需忌用；糖尿病患者及阴虚火旺、有上火症状的人也不宜食用，以免加重上火症状；阴虚所致的咽喉干痛、牙龈肿痛、鼻出血等患者更需忌用。

【对症食疗方】

贫血：荔枝、大枣各7枚，每日1剂，水煎服。

小儿遗尿：每日吃荔枝干肉10枚，久之见效。

虚喘：荔枝树皮100g，水煎代茶饮。

消化不良：荔枝壳水煎服。

疝气疼痛：荔枝核15g，焙干研末，空腹时用开水送服。

皮癣：荔枝核研末，调醋搽患处。

血崩：荔枝核30g，水煎服。

有机厨房 ·····························

【吃对才健康】

✔ 荔枝＋白肉＝烹调出的菜肴不仅色泽明润，让人垂涎欲滴，而且部分白肉（最典型的是海鲜）的寒性还可以中和掉荔枝的热性，寒热平衡饮食更合理。

✘ 荔枝＋动物肝脏＝荔枝含丰富的维生素C，而动物肝脏富含铜、铁等离子，同食会使荔枝所含维生素C被氧化而失去功效。

【营养烹饪100分】 烹调荔枝前需去除内部硬核。

【有机果蔬汁】 荔枝汁

材料：荔枝400g，冰块适量。

做法：① 将荔枝去外皮、内部硬核，再放入榨汁机中榨取汁液。

② 冰块放入杯中，再倒入荔枝汁，调匀后即可直接饮用。

功效：本品含有丰富的糖分、蛋白质、多种维生素等营养素，有益气补血、止痛等功效。

五 黑色食物：抗衰老圣品

五行中黑色主水，入肾，黑色食物是一类颜色呈黑色或紫色、深褐色的各种天然食物，常食最益补肾，具有很高的营养保健和药用价值，还可明显减少冠心病、动脉硬化、脑卒中等疾病的发生率，对流感、咳嗽、气管炎、贫血、脱发、慢性肝炎、肾病、头发早白等病症也有很好的疗效。

（一）茄子

茄子含有丰富的蛋白质、脂肪、碳水化合物、维生素，以及钙、磷、铁等多种营养成分，尤其是其含有的丰富的维生素P能够使血管保持弹性。

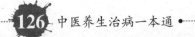

●性味：性凉、味甘。

●归经：归胃、肠经。

【功效主治】清热凉血、消肿解毒、增进食欲，对肠风下血、热毒疮痈、皮肤疮疡等病症与不适有很好的食疗价值。

【选购储存】宜选乌黑，重量小，还有绿白色皮的茄子。茄子应放在阴凉处，保存前避免水洗、日晒、磕碰、受热。

【饮食误区】茄子性凉，脾胃虚寒、体弱、便溏者不宜多食，尤其是秋后味更苦，更不宜多食。手术前吃茄子，还会分解麻醉剂的药效。

【对症食疗方】

黄疸、肝炎：茄子300g，粳米100g，煮粥食用，每日1次，连食5日。

高血压、痔疮下血、便秘：鲜茄子150g，洗净后切开放在碗内，加油、盐少许，隔水蒸熟食用，每日1次。

产后腹痛：白茄子根6条，水煎冲红糖加酒服，每日1次。

肠风下血：经霜茄连蒂，炭烧存性，研细末，每日空腹伴少量温酒服6g。

腹泻：茄子叶10片，水煎服。

子宫脱垂：茄子蒂7个，水煎服，每日1剂。

有机厨房 •••

【吃对才健康】

✔ 茄子＋黄豆＝行气顺肠、润燥消肿、平衡营养。

✔ 茄子＋猪肉＝降低胆固醇。

✘ 茄子＋蟹、墨鱼＝损伤肠胃，易致腹泻。

【营养烹饪100分】为防止切开后的茄子变黑，可在切后将茄子浸泡在水里，烹制时捞出即可。尽量不让茄子的煎炸时间过长，不然会破坏茄子中的黄酮，影响功效。而且油炸茄子会造成维生素P的大量损失，挂糊上浆后再炸能减少该损失。

【有机果蔬汁】茄子水果混合汁

材料：茄子250g，鸭梨200g，橘子150g。

调料：柠檬、冰块各适量。

做法：① 茄子和鸭梨去皮洗净，切成小碎块，橘子去外皮，除内膜与籽。柠檬连皮切成3片。

② 在玻璃杯中放入冰块。

③ 分别将茄子、鸭梨、橘子和连皮的柠檬放入两层纱布中，用硬的器物压榨，挤出汁，注入放有冰块的玻璃杯中，搅匀饮用。由于茄子去皮后会很快变色，所以去皮之后应立即榨汁。

功效：清热止血，消肿止痛。

（二）黑木耳

黑木耳脆嫩可口、味道鲜美，含有大量的碳水化合物、蛋白质、脂肪、纤维素、铁、钙、磷、胡萝卜素、维生素B$_1$、维生素B$_2$、维生素C等营养物质，为古代帝王独享之佳品，有"素中之荤"的美誉。

有机食话

●性味：性平、味甘。

●归经：入胃、大肠经。

【功效主治】益气、补血、润肺、镇静、止血，可治便血、血痢、痔疮出血、脱肛、崩漏、产后虚弱、抽筋麻木等病症与不适。

【选购储存】优质黑木耳的耳面乌黑光亮，耳背灰暗，长势坚挺有弹性；用手捏易碎，放开后朵片有弹性；而且黑木耳口感纯正无异味，有清香气。黑木耳应在通风、透气、干燥、凉爽处保存，避免阳光长时间照射。还需远离气味较重的食物，防止串味。

【饮食误区】出血性疾病、腹泻者以及孕妇应不食或少食黑木耳。

【对症食疗方】

动脉硬化性冠心病：豆腐60g，黑木耳10g，煎炒食用，每日2次。

高血压：黑木耳20g，黄花菜100g，炒菜调味食用。

贫血、崩漏、月经过多：黑木耳、红糖各20g，红枣30枚，煮熟服食，每日1次。

妇女子宫颈瘤、阴道癌：黑木耳、当归、桂圆肉、陈皮各10g，白芍12g，黄芪15g，甘草5g，同煎水服。每日1次。

带下、痛经：黑木耳焙干研细末，每日2次，每次3g，用红糖水送服。

产妇去瘀散寒：黑木耳15g，加入适量米酒煮熟食用。

面部色斑、面色萎黄黯黑：黑木耳30g，猪瘦肉200g，红枣20枚，煮熟服食，每日1次。

眼底出血：黑木耳10g，冰糖30g，水适量，炖熟后睡前服用，每日1次。

痢疾：黑木耳洗净，用白糖捣匀，每日2次，开水送服。

大便下血、痔疮出血：黑柿饼30g，红糖20g，黑木耳6g，同煮烂即可食之。

胃出血：黑木耳适量，清水浸泡一夜，煮烂后加少许白糖即可食用。

有机厨房

【吃对才健康】

✓黑木耳＋鲫鱼＝温中补虚、利尿、润肤养颜、抗衰老。

✓黑木耳＋豆腐＝分散、沉淀血液中的胆固醇，使其转化为对人体有益的物质。

✗黑木耳＋茶＝含有铁质的黑木耳与含有单宁酸的茶可降低人体对铁的吸收。

✘ 黑木耳＋田螺＝不利于消化。

✘ 黑木耳＋野鸡＝易诱发痔疮出血。

✘ 黑木耳＋野鸭＝易消化不良。

【营养烹饪100分】忌食新鲜黑木耳，因其易引起日光性皮炎、皮疹，食用过多会让人呼吸困难；新鲜黑木耳不宜用热水泡发。

【有机果蔬汁】黑木耳番茄汁

材料：黑木耳粉3g，番茄酱、蔗糖、苹果酸、柠檬酸各适量。

做法：将黑木耳粉中加入适量沸水中，待凉后加入番茄酱、蔗糖、苹果酸、柠檬酸，用搅拌机混匀即可。

功效：润肺，镇静，止血补血。

（三）海带

在海藻类食物中，日常中食用最多的要数海带了。它不单是一种营养价值丰富的蔬菜，更是一种具有很多药用价值的食品，因此，海带有"长寿菜"、"海上之蔬"、"含碘冠军"的美誉。

有机食话

● 性味：味咸、性寒。

● 归经：入肝、胃、肾、肺经。

【功效主治】清热去火、祛脂降压、止咳平喘、泄热利水、散结抗癌，可辅助治疗瘰疬、疝气、咳喘、水肿、高血压、冠心病等病症。

【选购储存】优质海带多为深褐绿色或褐绿色，此外，海带表面附着白色粉末越多说明碘和甘露醇含量越高。干海带可放在干燥、阴凉的地方，泡透的海带则应在冰箱中储存。

【饮食误区】孕妇与哺乳母亲不可过量食用海带；脾胃虚寒、碘过盛型甲亢病人忌食。

【对症食疗方】

瘿瘤、瘰疬：海带与猪瘦肉各50g炒熟后食用即可。每日2次，对瘿瘤、瘰疬等症有较好的食疗效果。

皮肤湿毒瘙痒：海带、绿豆、红糖各50g，以水煮熟后服食，每日1次，可有效缓解皮肤瘙痒症状。

高血压、高血脂：海带、薏苡仁各30g，同冬瓜100g一起煮粥食用，每日1次，可有效调节人体血压和血脂。

有机厨房

【吃对才健康】

✔ 海带＋芝麻＝美容、抗衰老。

✔ 海带＋豆腐＝补碘。

✔ 海带＋生菜＝海带中铁含量较为丰富，生菜则含有丰富的维生素C，二者同食可有效促进铁的吸收，从而缓解贫血症状。

✘ 海带＋菠菜＝海带中含有丰富的钙质，而菠菜中的草酸容易与钙发生反应生成草酸钙，从而影响钙的吸收，并可能引起结石。

✘ 海带＋茶＝海带富含钙、铁，而茶中的单宁酸会与钙、铁发生反应，影响其正常吸收。

【营养烹饪100分】海带食用前必须经过长时间的浸泡，因为海带中含有有毒物质砷，浸泡则使大部分砷或砷化物溶解于水中，还可使其口感更佳。但浸泡时间也不宜太长，否则会使其中的水溶性维生素、无机盐等溶解于水，从而使其营养价值大大降低。

【有机果蔬汁】海带果菜汁

材料：海带30g，油菜50g，香菜20g，苹果100g。

调料：柠檬汁适量。

做法：① 海带反复漂洗干净，用温开水浸泡2h，捞出后用榨汁机榨汁，待用。

② 苹果洗净、去核去皮，切块；油菜、香菜洗净，切段。

③ 将苹果块、油菜段、香菜段一起放入榨汁机中榨取液汁。

④ 将海带汁与果菜汁混合均匀后，滴入柠檬汁，即可直接饮用。

功效：祛脂降压，清热祛火，止咳平喘，泄热利水。

（四）黑米

黑米外表墨黑，营养丰富，含蛋白质、脂肪、碳水化合物、B族维生素、维生素E、钙、磷、钾、镁、铁、锌等营养元素，是我国稻米中的精品，有"黑珍珠"和"世界米中之王"的美誉。

有机食话

● 性味：性平、味甘。

● 归经：入脾、胃经。

【功效主治】益气补血、暖胃健脾、滋补肝肾、缩小便、止咳喘，可辅助治疗肾虚、早泄、滑精、贫血失血、心悸气短等病症与不适。

【选购储存】优质黑米有光泽，米粒大小均匀，无虫，不含杂质；有清香味，细嚼微甜，无任何异味。久存易生蛀虫，应随吃随买。储存时需装入米桶，在里边放入少许花椒更能防蛀。

【饮食误区】发热、病后、消化能力弱者不宜吃黑米。

【对症食疗方】

须发早白、头昏目眩、贫血：黑米50g，黑大豆20g，黑芝麻、核桃仁各

15g，同熬粥加红糖调味，能乌发润肤美容、补脑益智、补血。

高血压：取党参15g、山楂10g、黑米100g，放入大火烧沸的锅中，小火煮50min即成。

肾虚腰痛、肺虚久咳、慢性便秘、贫血：黑米150g，核桃仁50g，生姜3片，一同入锅加水适量煮粥，浓稠时用盐、葱花、味精调味即可食用。

有机厨房

【吃对才健康】

✔ 黑米＋银耳＝补肾健脑、益肝明目、滋阴养血。

✔ 黑米＋花生＝补血养颜。

✔ 黑米＋大枣＝滋阴润肺、滋补脾胃。

✔ 黑米＋莲子＝滋阴养心、补肾健脾。

✔ 黑米＋鸡＝补虚益气、养血活血。

✘ 黑米＋四环素＝形成不溶物。

【营养烹饪100分】黑米不易煮烂，煮前应浸泡一夜再煮；黑米黏性较小，必要时与糯米配用；黑米若不煮烂，招牌营养素不易被人体吸收利用，而且食后易引起急性肠胃炎。

【有机果蔬汁】核桃黑米汁

材料：核桃8颗，黑米粉80g，黑米浆90g，优果糖20g，奶粉适量。

做法：① 将核桃放入榨汁机中加水榨汁，过滤备用。

② 清洗榨汁机，加水适量，放入黑米粉，榨至黑米糊化后加入备用的核桃汁、黑米浆、优果糖、奶粉，再榨至均匀，即可入杯品尝。

功效：暖胃健脾，益气补血，滋补肝肾。

（五）紫葡萄

有机食话

● 性味：性平、味甘酸。

● 归经：入肺、脾、肾经。

【功效主治】滋肝肾、生津液、强筋骨、补益气血、通利小便，可治疗气血虚弱、肺虚咳嗽、心悸盗汗、风湿痹痛、淋证、浮肿等病症与不适，也可辅助治疗气短乏力、水肿、脾虚气弱、小便不利等病症。

【选购储存】优质葡萄果穗大小适宜且整齐，果梗新鲜牢固，果粒饱满、大小均匀，青籽和瘪籽较少，而外有白霜者品质最佳，而且用手轻轻提起时，果粒牢固、落籽较少。葡萄需在冰箱冷藏室储存，不要使用塑料袋，否则葡萄表面结霜易引起裂果和腐烂。

【饮食误区】糖尿病患者、便秘者不宜多吃，而且葡萄多食易生内热，或致腹泻。

【对症食疗方】

感冒：鲜葡萄200g，蜂蜜少许。葡萄捣烂，过滤取汁，以瓦罐熬稠，加蜂蜜调匀。

风湿性心脏病：葡萄藤20g，合欢花15g，冰糖20g，入锅，加适量水煎，再加冰糖即可，每日2次。

肝炎：鲜葡萄根90g，入锅，加适量水煎汤，每日1剂。

慢性肾炎：桑椹60g，薏苡仁40g，葡萄30g，大米适量，加适量水煮粥即成，每日2次。

各种肿瘤：葡萄500g，莲藕2节，生地黄200g。3味分别榨汁调匀，每日2次。

食欲不振：大枣10个，葡萄汁20ml。将大枣洗净，锅内加水煎枣，再用其汤液冲服葡萄汁，每日3次。

呕吐：葡萄藤、鲜芦根各10g。2味入锅，加适量水，煎汤即可，每日2次。

呃逆：葡萄汁、枇杷汁各300ml，两味混匀即可食用。

大便干结：粳米、葡萄干各适量，两味加适量水煮粥即成，每日早、晚各食1次。

赤痢疾：鲜葡萄250g，红糖适量。将葡萄洗净，绞汁，加红糖调匀。每日2～3次。

尿血：葡萄根、白糖各15g。将葡萄根入锅，加适量水煎，加白糖即可。

尿路感染：葡萄、生藕各500g，生地黄200g，蜂蜜50g。洗净后分别用纱布绞汁，加蜂蜜混合后，用小火煎熟，每日1剂，分2次服用。

盗汗：葡萄叶15g，黑豆30g。2味入锅，加水煎汤即可，每日3次。

有机厨房 ••

【吃对才健康】

✔ 葡萄＋芹菜＝降血压。

✔ 葡萄＋甘蔗＝润喉、止咳。

✔ 葡萄＋枸杞子＝增强体质。

✘ 葡萄＋水产品＝降低营养价值。

✘ 葡萄＋骆驼肉＝同食生热病。

【营养烹饪100分】葡萄清洗的妙招是加适量面粉，将其去蒂放在水盆里，用手轻搅几下，再将浑浊的面粉水倒掉，用清水冲净即可。葡萄除生食外还可制干、酿酒、制汁、制罐头与果酱等，而烹饪时则需要粒大、肉脆、无核与风味好的葡萄。

【有机果蔬汁】葡萄枸杞汁

材料：紫葡萄400g，枸杞子100g。

调料：蜂蜜适量。

做法：① 先将枸杞子加水适量，然后上火煮。

② 葡萄洗净去皮后打成汁，再加入枸杞子汁用小火熬煮成膏状，最后放入蜂蜜搅拌均匀。

③ 冷却后装入瓶中冷藏。

④ 每次加水适量稀释饮用。

功效：具有补虚健胃的功效。

（六）乌梅

乌梅别名酸梅、黄仔、合汉梅、干枝梅，口感酸甜，含有维生素E、B族维生素、维生素C、苹果酸、柠檬酸、铁、磷等营养素，滋补功效显著。

有机食话

● 性味：性味酸、涩、平。

● 归经：归肝、脾、肺、大肠经。

【功效主治】敛肺止咳、涩肠止泻、和胃安蛔、固崩止血、生津止渴，可治疗肺虚久咳、久泻久痢、便血、尿血、崩漏、虚热烦渴、蛔厥腹痛、呕吐等病症。

【选购储存】优质乌梅表面呈棕黑色至乌黑色，肉质柔软，可剥离；果核坚硬，表面有凹点，有网状纹理，味极酸。乌梅需置于阴凉、干燥、避光、避高温处。

【饮食误区】感冒发热、咳嗽多痰、胸膈痞闷者需忌食，而且菌痢、肠炎的初期也要忌食。妇女正常月经期及怀孕妇人产前产后都不可食用。

【对症食疗方】

暑热烦渴：乌梅、太子参各15g，白糖适量，煎水饮用。

感冒：乌梅5个，红糖50g，水煎服，每日2次。

菌痢：乌梅6个，鸡蛋1只，水煎服。

蛔虫：乌梅6个，川椒6g，生姜3片，水煎服。

疖肿：乌梅9g，烘干，与冰片3g研末，外涂患处。

功能性子宫出血：乌梅7个，去核取肉，研细末，米汤送服，每日2次。

鸡眼：盐9g用水溶化，将乌梅30g浸入盐水中，24h取出去核，加醋捣烂，外涂患处。

小儿遗尿：乌梅6g，蚕蛹10只，大枣10枚，白糖50g，水煎服，每日1剂，连用10天。

有机厨房

【吃对才健康】

✓ 乌梅 + 粳米 = 敛肺止咳、涩肠止泄、止血止痛。

✓ 乌梅 + 姜 = 温中健脾。

✔ 乌梅＋红糖＝缓中暖胃。

✔ 乌梅＋蜂蜜＝补中润燥、缓中解毒。

✔ 乌梅＋萝卜＝消积滞、化痰、下气宽中。

✔ 乌梅＋肉豆蔻＝涩肠止泻。

✔ 乌梅＋甘草＝口干舌燥。

✘ 乌梅＋猪肉＝同食会引起中毒。

【营养烹饪100分】熬制乌梅汁时宜用铜锅。

【有机果蔬汁】乌梅汁

材料：乌梅10枚。

调料：冰糖、蜂蜜各适量。

做法：① 将乌梅过水、冲洗干净，放入汤锅，加适量清水，大火煮开后转小火慢慢炖煮，待汤变成深棕色、透明、梅肉化开时，加少许冰糖调味，关火，静置冷却。

② 将处理好的乌梅汁放入冷藏室冷藏。

③ 饮用时加蜂蜜调味即可。

功效：清热解渴，除烦祛火，健脾和胃，补养肝肾。

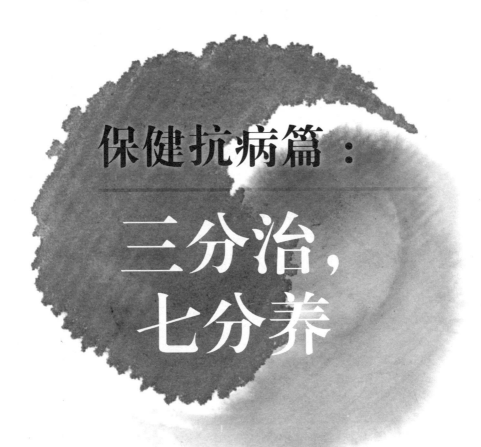

Part 4

保健抗病篇：

三分治，
七分养

中医强调"三分治，七分养"，这也是中国人对待疾病的态度。因为患病多与生活方式、气候环境等因素有关，治是治标，即控制疾病继续发展；要治本，就必须调养好身体，让身体能够适应气候、环境变化等因素，所以保健抗病是最有效而廉价的健康之道。

第九章

大众常见病症疗养

一 感冒、咳嗽

感冒，是最常见的疾病之一，分为普通感冒和流行性感冒。普通感冒俗称"伤风"，流行性感冒中医称为"时行感冒"。西医的上呼吸道感染也属感冒范畴。由于发病时间与致病病毒等因素的差异，感冒的症状与类型也有所不同，主要可分为风寒型、风热型和暑湿型。

（1）**风寒型**　由风寒之邪入侵体表引起，通常在气温突然降低或气温多变时发生。其症状为：怕风、怕冷，鼻塞，流清涕，痰多呈白色。

（2）**风热型**　由风热之邪入侵人体肌表引起，便秘也可引发风热型感冒。其症状为：发热，咽喉肿痛，口渴，鼻塞，不流鼻涕或者流浓稠鼻涕，痰多呈黄色且黏稠。

（3）**暑湿型**　因湿气较重或在空调环境中待得太久、食用生冷的食物过多、在夜里受寒感受暑湿邪气导致脾胃气机失调而引起。其症状为：发热，汗少，肢体酸重疼痛，头昏重胀痛，胸闷恶心，流浓稠鼻涕，心烦口渴但不想喝水，重者上吐下泻。

（一）风寒型

由于气温突然降低或者气温不规则的变化，风邪夹带寒邪侵入人体肌表（多从背部或颈部侵入），人体正气与之抗衡，若风寒之邪较为旺盛，肺气无法正常宣发，从而导致感冒。感冒后，多数人怕风、怕冷，即使发热，仍然觉得冷；鼻塞、呼吸不畅；流清鼻涕，咳白痰且质地较稀。

【饮食疗法】

宜多吃发汗散寒、温煦身体的食品，如葱、大蒜、豆腐、姜汤等。有研究认为，喝鸡汤有助于将病毒排出体外，身体虚弱的人感冒时喝点鸡汤尤为适宜。

葱白粥
材料：大米50g，葱白3寸段。
制法：先煮大米，待大米将熟时把切成寸段的葱白放入即可。
用法：每日1次。热服，取微汗。
功效：解表散寒，和胃补中。主治风寒感冒。

【按摩疗法】

取大椎和外关进行按摩治疗。①手掌搓热后，在大椎处来回摩擦，至局部感到温热，或有热感沿脊柱向头部或腰部传导为度；②用拇指在外关处点按或揉，直至局部有酸胀感为度。两手臂交替进行。

【中草药疗法】

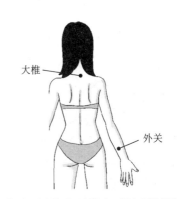

大椎：位于人体后正中线上，第七颈椎棘突下凹陷处

外关：位于前臂背侧的中央，尺骨与桡骨之间，腕背部横纹上2寸处，左右各一

姜苏药茶
材料：生姜、紫苏叶各3g，茶叶适量。
制法：将生姜切成细丝，紫苏叶洗净，同适量茶叶放入杯内，用开水冲泡10min。
用法：代茶饮用，每天2剂，分上、下午温服。
功效：疏风散热，理气和胃。主治风寒感冒及风寒咳嗽初起，也适用于症见头痛发热或伴有恶心、呕吐、胃痛、腹胀等肠胃不适型感冒。

【生活调养】

防治风寒感冒，首先应根据天气变化适时添加衣物，睡觉时及时调整被子的厚度。同时保证生活规律，一定要心情舒畅、情绪放松而稳定，才能够增强人体正气以御寒；可在每天早晨起床之后，用两手的食指沿鼻翼的两侧进行摩擦，以鼻翼两侧微微发热为止。根据风寒感冒的病因，还应忌吃或少吃油腻、黏滞、酸腥、滋补的饮食，少吃或不吃生的、凉性的食物，否则会增加寒邪力量，使症状加重。

（二）风热型

主要是由于外界风热之邪侵犯人体肌表，造成人体肺气和卫气不能相互协调而发病。风热感冒多数都有发热症状，而怕冷症状则较轻，通常会感觉到咽喉肿痛、口渴、鼻塞且发干；不流鼻涕或者鼻涕浓稠；咳出的痰多为黄色且黏稠。

【饮食疗法】

宜多吃有助于散风热、清热的食品，如绿豆、萝卜、白菜、白菜根、薄荷、茶叶等。也可以将鲜梨汁与适量大米煮粥趁热食用，对于风热感冒引起的咳嗽、胸痛、痰多等十分有效。

茶豆饮

材料：绿豆30g，茶叶9g，白糖适量。

制法：先将茶叶用纱布包好，与绿豆一起加水煎煮，待绿豆熟时，去茶叶，加入白糖溶化。

用法：热服，可1次饮完或分次饮。

功效：辛凉解表，清热解毒。主治风热型感冒。

【按摩疗法】

取风池和曲池进行按摩治疗。①双手食指和中指按住风池穴，坚持半分钟到1min不动，然后缓慢按揉，至局部有强烈的酸胀感为度；②先用右手大拇指按揉左手曲池，然后再用左手大拇指按揉右手曲池，左右各100次，至局部有强烈的酸胀感为度。

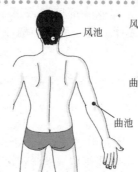

风池：在项后，与风府相平，当胸锁乳突肌与斜方肌上端之间的凹陷中

曲池：屈肘时，位于肘横纹外侧凹陷处与拇指侧端的交接点上，左右各一

【中草药疗法】

银花饮

材料：金银花20g，薄荷5g，蜜糖少量。

制法：先煎金银花，取汁约2小碗，药成前，下薄荷约煎3min，贮瓶内。

用法：服用前与蜜糖冲匀一同饮用。

功效：清肺化痰。主治风热感冒、风热咳嗽。

【生活调养】

①忌吃或少吃油腻、黏滞、酸腥、滋补的饮食，最好不吃热性辛辣的食物，以免增加热邪的力量使症状加重。

②要注意保证体内水分，多喝温水，促进机体排出病毒。

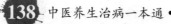

（三）暑湿型

由于夏季或梅雨季节湿气较重，加之在空调房间待得太久，或者过多食用生冷食物，或者在夜里受寒感受暑湿邪气，致使寒邪直接伤及胃肠，导致脾胃气机失调。患者多表现为发热、汗少，肢体酸重疼痛，头昏重胀痛，流浓稠鼻涕，心烦口渴却不想喝水，并有胸闷、恶心，甚至上吐下泻。

【饮食疗法】

宜多食促进消化、有助于恢复肠胃功能的食物。另外，可选择促进津液代谢的食物以驱除湿邪，如白扁豆、绿豆、丝瓜、薄荷等。

藿佩冬瓜汤

材料：鲜藿香、鲜佩兰各5g，冬瓜500g（去皮、籽），盐适量。

制法：先将藿香、佩兰煎煮，取药汁约1000g，再加入冬瓜及盐适量。

用法：煮汤食用。

功效：清暑祛湿。主治暑湿型感冒。

【按摩疗法】

双手搓热后顺时针按摩中脘穴5～10min可消除肠胃症状；若呕吐，可用拇指点按内关穴5～10min，以局部有酸胀感为度；如有发热症状，可以用拇指点按合谷穴5～10min，以局部有酸胀感为度。

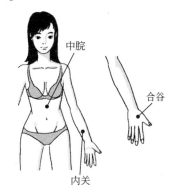

中脘：位于上腹部，身体前正中线上，脐上4寸处

合谷：在手背，第一、第二掌骨之间，约平等第二掌骨中点处

内关：位于前臂掌面的中部，腕横纹上2寸，掌长肌腱与桡侧腕屈肌腱之间

【中草药疗法】

藿香饮

材料：藿香25g，白糖5g。

制法：将藿香叶杂质去掉，用适量清水洗净；把藿香叶放入锅内，加适量清水，煮沸；再放入白糖拌匀即可。

用法：每天服3～4次，代茶饮之。

功效：抗菌消炎，促进胃液分泌，增强消化能力。此饮对暑温型感冒有一定的疗效。

【生活调养】

在消暑纳凉过程中，要特别重视防风、防寒与防湿；同时饮食宜清淡，适当多吃富含维生素C、维生素E的蔬菜、水果，以及牛奶、瘦肉、干果（芝麻、胡桃仁、花生）等，可提高机体免疫力，而且维生素C对预防与减轻感冒症状有利。一旦发病，应多休息，保证睡眠，以免其他疾病复发与加重，或诱发心肌炎、肺炎等并发症，并及时补充水分，保持小便通畅。

 ## 咽炎

咽是食物进入食管和空气进入肺部的必经通道，健康人的咽喉肩负着吞咽、呼吸、发音等功能。但人体若出现咽部干燥或发痒、声音沙哑、咳嗽痰多、清晨刷牙恶心干呕等不适时，可能是患有咽炎。严重时还会引起头痛、全身不适等症状。

【饮食疗法】

咽炎患者饮食宜清淡，可食用富含维生素C的水果、蔬菜及含有大量胶原蛋白和弹性蛋白的食物，如猪蹄、鱼、牛奶、豆类、动物肝脏等。还宜吃具有生津降火功效的食物以濡润咽喉，如萝卜、莲子、苦瓜、甘蓝、花椰菜、西瓜、梨、橄榄、杨桃等。但应忌食辛辣刺激性食物。下面介绍几种适宜咽炎患者食用的食疗方。

枸杞粥
材料：枸杞子20g，糯米120g。

做法：糯米、枸杞子均洗净，在清水中浸泡半小时，再用小火煮制成粥状即成。

用法：每日1碗。

功效：滋阴润喉。适宜咽喉干燥者食用。

甘蔗萝卜汤
材料：甘蔗、萝卜各80g，百合50g。

做法：甘蔗、萝卜均去皮，洗净，切小块，再放入榨汁机中榨汁。将百合煮烂后混入甘蔗萝卜汁中。

用法：每日1杯。

功效：滋阴降火。对慢性喉炎、喉干咽燥、面红、手足心热、嗓音嘶哑者最为适宜。

【按摩疗法】

自我按摩对咽炎患者有良好的治疗效果。一旦咽喉不适，无论在家，还是在办公室，都可以试试以下做法。

①揉大椎：头微低，用中指在大椎处用力揉捻2min，皮肤潮红为宜。

②推咽喉：用拇指轻推咽喉正中旁边一横指处的两条线，方向由下颌到胸骨上缘，每次2min，略微发红为宜。

③推鼻翼：两手握拳，拇指微曲，用拇指背侧顺着鼻翼沟向上推，方向从鼻通、晴明到眉骨，推上拉下为一次，连续做36次。

④ 捏曲池：左手捏住右曲池（位于肘窝外端），用力捏半分钟，换手再做一次。

⑤ 按印堂、太阳：用两手拇指指腹按摩印堂、太阳，每穴正反各36次。

⑥ 按中府、云门：用两手中指指腹按摩中府、云门，每穴正反各72次。

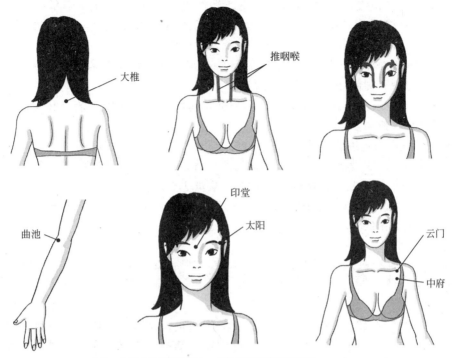

大椎：位于人体后正中线上，第七颈椎棘突下凹陷处
曲池：屈肘时，位于肘横纹外侧凹陷处与拇指侧端的交接点上，左右各一
印堂：位于额部两眉头连线的中点
太阳：于眉梢与目外眦之间，向后约一横指的凹陷处
云门：锁骨下窝凹陷处，距身体前正中线6寸处
中府：位于乳头外侧2寸，再向上3根肋骨的位置

【中草药疗法】

甘草茶

材料：生甘草5g，桔梗8g。

做法：将生甘草、桔梗用开水冲泡，含漱或饮服。

功效：清凉解毒，发汗解表。对咽喉肿痛、头痛红眼、风热感冒者有所帮助。

胖大海茶

材料：胖大海6枚。

做法：胖大海放碗中，用开水冲泡，30min后饮用。每4h1杯。

功效：清热，润肺，利咽，解毒。可辅助治疗干咳无痰、喉痛、音哑、目赤牙痛等不适。

慢性咽炎易复发，咽喉护理尤为重要。日常护理可使用盐水熏蒸法，不仅有杀菌、清洁和湿润咽部的作用，还能缓解咽炎引起的干痒不适等症状。方法是取一碗或汤盆，将盐水煮沸，对着冒出的蒸汽做吸气、呼气动作，每次10~15min，每日2~3次。另外，还需注意以下几点。

① 多开窗通风，保持居室空气流通与清新。办公室族午休时间尽量到户外走一走，避免长时间在一种环境下停留。

② 早晚用淡盐水漱口或饮淡盐水一杯，有助于咽部杀菌、清洁和湿润，可预防咽喉细菌感染。

③ 避免用声过度，不宜激烈争论或大声嘶吼唱歌。

④ 多参加户外运动，提升机体免疫力，增强呼吸道抗病能力。

⑤ 保持心情舒畅、充足的睡眠对防治咽炎也有所帮助。

⑥ 感冒流行季节，尽量少去公共场所。若咽喉不适，出门时要戴口罩，以免交叉感染加重病情。

 # 三 鼻炎

鼻腔黏膜和鼻腔黏膜下组织炎症统称为鼻炎，从鼻腔黏膜的病理学改变来看，鼻炎可分为慢性单纯性鼻炎、慢性肥厚性鼻炎、干酪性鼻炎、萎缩性鼻炎等；但最常见的分类方式是根据发病急缓程度及病程的长短来分，主要包括急性鼻炎和慢性鼻炎。

急性鼻炎常因急性感染而引起，也就是人们常说的感冒，冬春季节较多发，并伴随头疼、咳嗽、发热等症；慢性鼻炎是因急性鼻炎治疗不当、反复发作而引起的鼻腔感染，易导致鼻腔通气困难、鼻功能下降等。

【饮食疗法】 •

柏叶猪鼻扒

材料：生柏叶15g，石斛6g，柴胡3g，猪鼻肉30g，蜂蜜、米酒各适量。

制法：将前4味原料洗净，加适量水煎成半碗，去渣取汁，加入适量蜂蜜、米酒，和匀即可。

用法：3剂为1疗程，连服3个月。

功效：本方具有清热消炎、解毒通窍的功效，适宜于鼻炎患者服用。

苍耳子煲瘦肉

材料：苍耳子12g，猪瘦肉50g，盐适量。

制法：锅内放适量水，将苍耳子、猪瘦肉一起放入锅内煮1h，加适量盐调味即可。

　　用法：食肉饮汤，常服有效。

　　功效：本方具有清热解毒的功效，适宜于鼻炎患者服用。

【按摩疗法】

　　鼻炎患者不仅鼻塞、香臭不分，而且还因呼吸不畅而导致头痛、头昏等。通常可以刺激经络、腧穴以改善鼻部血液循环，使鼻腔通畅。

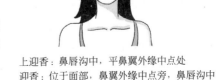

①揉捏鼻部。用手指在鼻部两侧自上而下反复揉捏鼻部5min，然后轻轻点按迎香和上迎香各1min。

②推按经穴。依序拇指交替推印堂50

上迎香：鼻唇沟中，平鼻翼外缘中点处
迎香：位于面部，鼻翼外缘中点旁，鼻唇沟中

次，用手的大鱼际从前额分别推抹到两侧太阳处1min，按揉手太阴肺经的中府、尺泽、合谷各1min，最后按揉风池1min。

印堂：位于额部两眉头连线的中心
太阳：于眉梢与目外眦之间，向后约一横指的凹陷处
风池：在项后，与风府相平，当胸锁乳突肌与斜方肌上端之间的凹陷中
中府：位于乳头外侧2寸，再向上3根肋骨的位置
尺泽：手掌向上，弯曲手臂时，肘关节内侧有一条粗筋，此筋的拇指侧凹陷处即是该穴
合谷：在手背，第一、二掌骨之间，平第二掌骨中点处

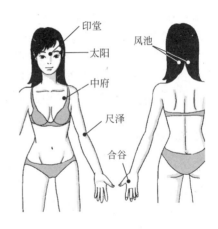

【中草药疗法】

龙井黄柏散

材料：龙井茶10g，川黄柏6g。

制法：将龙井茶和川黄柏一起研为细末。

用法：将少许药粉吹入鼻内，每天5次。

功效：本方具有清热泻火、解毒排脓的功效，适宜鼻炎患者使用。

枸杞甘草方

材料：鲜枸杞根90～120g，甘草9～12g。

制法：水煎。

用法：代茶饮，连续服1个月。

功效：本方具有清热、润燥、消肿等功效。

【生活调理】••

① 饮食以清淡为主，少盐，不可吃辛辣刺激性食物，也不可吃腌制食品。

② 戒烟。

③ 避免精神紧张。

 四、**痤疮**

痤疮也叫暗疮，俗称粉刺或青春痘，是青少年时期最常见的炎性皮肤病之一，因此，痤疮又称青年痤疮，好发于颜面、胸背，是一种毛囊皮脂腺的慢性炎症，表现为粉刺、丘疹、脓疱、结节、囊肿等损害。

中医认为，痤疮的发病因素为肺经热盛，或脾胃湿热，且过食肥腻，或由于情绪波动、内分泌失调等导致血热毒盛，湿瘀于颜面而成。通常分为以下几种类型。

① 肺热血热型：为痤疮中病情较轻的一型。表现为黑白头粉刺、毛囊性红丘疹，或皮疹米粒至绿豆大小，患者多伴咽干便燥、舌红苔黄、脉弦数等。

② 脾胃湿热型：多因嗜食肥甘，致脾胃积湿生热，湿热上壅所致。表现为红色丘疹、脓丘疹，患者常伴有脘胀、不思食、舌红、苔白腻或黄腻、脉濡数或滑数等。

③ 肝胆湿热型：多因肝经有热，嗜食辛辣肥甘，而使肝胆湿热上蒸于颜面所致。表现为红色丘疹、脓疱，患者常伴有口苦、易怒、面色潮红、舌红苔黄腻、脉弦数有力等。

④ 热毒壅盛型：多因嗜食辛辣或感受湿热，致使火毒内生，热毒上壅，熏蒸于颜面所致。表现为脓性丘疹，常伴口渴多饮、咽干痛、溲黄便干、舌红苔黄、脉数等。

⑤ 血瘀痰凝型：多因湿痰较甚，气血瘀滞，致皮疹经久不愈，皮损质硬色暗红，或质软有弹性，舌红或暗红，舌边有瘀点，脉弦或涩等。

【饮食疗法】••

海藻薏米粥

材料：海藻、昆布、甜杏仁各9g，薏苡仁30g。

制法：海藻、昆布、甜杏仁加适量水煎煮，去渣取汁，与淘洗干净的薏苡仁煮粥即可。

用法：每日1次，3周为1个疗程。

功效：活血化瘀，消炎软坚。适用于痤疮的防治。

山楂桃仁粥

材料：山楂、桃仁各9g，荷叶半张，粳米60g。

制法：先将山楂、桃仁、荷叶煮汤，去渣取汁，加入淘洗干净的粳米煮成粥即可。

用法：每日1剂，连用1个月。

功效：适用于痰瘀凝结所致的痤疮。

【按摩疗法】· ·

由于痤疮可由不同的原因引起，所以按摩方法也不尽相同。

❶ 因胃肠机能失调而引起的痤疮

（1）用手掌或毛刷沿足部阳明胃经，自上而下沿经络推擦10遍，并在足三里处按揉半分钟，至有酸胀感。

（2）用手指从腕至指端，沿手阳明大肠经、手少阳三焦经、手太阳小肠经按揉摩擦5～10遍。用毛刷垂直地刷腕外侧5遍。

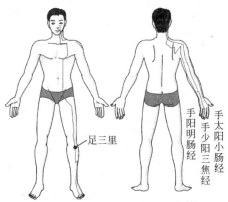

足三里：位于小腿前侧，外膝眼下3寸处

❷ 青春期痤疮

在足阳明胃经的足部由下而上轻快擦揉，并揉太溪、三阴交、殷门各1min，按揉肾俞、命门各1min，均以有酸胀感为度，擦涌泉至热为佳。

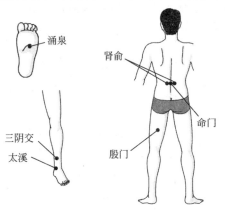

涌泉：位于足底部，蜷足时足前部的凹陷处，左右各一

三阴交：位于胫骨内侧缘后方，内脚踝突出处向上3寸处，左右各一

太溪：位于足内侧，内脚踝的后方，在内踝尖与跟腱之间的凹陷处，左右各一

肾俞：在第二腰椎棘突下，命门（督脉）旁开1.5寸处

殷门：位于大腿后面，承扶下6寸处

命门：位于腰部，身体后正中线上，第二腰椎棘突下凹陷处

【中草药疗法】· ·

丹参饮

材料：丹参100g。

制法：将丹参研为细末待用。

用法：每次3g内服，每天3次。一般2周后可逐渐好转。6～8周后可逐渐减量，每天1次，每次3g。

功效：活血化瘀，凉血消痈。可用于治疗痤疮。

白花蛇舌草

材料：白花蛇舌草9～30g。

制法：水煎即可。

用法：每日1剂，分2次服用。

功效：清热解毒。适用于痤疮的治疗。但此方不可伴有任何其他内外用药。

【生活调养】••

① 保持皮肤清洁，用温热水洗脸，每日3次，夏天出汗较多者可增加洗脸次数。

② 不可乱挤压痤疮，以防感染。

③ 若痤疮已经化脓，应避免直接按揉。

④ 建立良好的生活习惯，少吃或忌食肥腻、甘甜、油炸食品，应节制动物类脂肪的摄入。

⑤ 保持情绪稳定，避免过激。

⑥ 少用化妆品，特别是油脂类化妆品。

五、肥胖

　　肥胖是人体内脂肪堆积过多的一种状态。有单纯性肥胖和继发性肥胖两类：前者与遗传、饮食、运动习惯有关，属原发性肥胖；后者是由下丘脑、垂体、甲状腺、肾上腺、性腺疾病而致。

　　中医认为，先天禀赋因素，嗜食膏粱厚味，饮食超量，嗜卧少动；脏腑功能失调，肝郁气滞，脾虚失运，肾虚气化失职，内伤久病，痰浊内生，或外受湿邪，痰湿蓄积体内均易造成肥胖。治疗上以健脾益气、化痰祛湿、疏肝行气、活血化瘀、补益肾气、润肠通便为原则，达到调节机体功能，加速多余脂肪分解，减肥消胖的目的。本病有脾虚湿阻、脾肾两虚、胃热湿阻、肝郁气滞等证型。

【饮食疗法】••

　　脾虚湿阻型肥胖患者可进食健脾化湿类食物，如扁豆、蚕豆、豌豆、赤小豆、绿豆、黄豆芽、绿豆芽、玉米、冬瓜、黄瓜、西瓜、白菜、鲤鱼等。

　　脾肾两虚型肥胖患者宜进食具温阳化气利水作用的食物，如豇豆、刀豆、枸杞子、羊乳、牛乳、羊瘦肉、狗瘦肉、雀肉、胡桃仁等。

　　胃热湿阻型肥胖患者宜进食清热化湿通腑类食物，如白菜、圆白菜、芹菜、莴苣、竹笋、莼菜、莲藕、苦瓜、马齿苋、荸荠、鸭梨等。

　　肝郁气滞型肥胖患者宜进舒肝理气、活血化瘀类食物，如香橼、橙子、橘子、荞麦、高粱米、刀豆、白萝卜、茴香、茉莉花、山楂、茄子等。

素拌豇豆

材料：豇豆400g，香油10g，芝麻酱10g，精盐10g，大蒜10g。

做法：① 将豇豆择洗干净，切成3cm长的段，用开水烫熟，然后用凉水过凉，沥净水分，放入小盆内待用。

② 大蒜去皮，拍碎，斩末；芝麻酱放入碗内，加入少许凉开水调匀待用。

③ 在豇豆上面放上芝麻酱、精盐、蒜末、香油，吃时拌匀即成。

用法：佐餐食用。

功效：此菜清香爽口，适用于减肥患者食用。

【按摩疗法】 ●●

❶. 消除腹部脂肪的按摩

① 揉按肚脐周围穴位；

② 肚脐正上方一指（约2cm）处揉50下；

③ 肚脐左右各三指处揉50下；

④ 最后在肚脐下方四指处揉50下。每天临睡前及每天早上醒来各做一次。

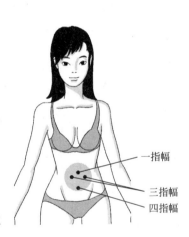

一指幅
三指幅
四指幅

❷. 消除大腿外侧赘肉的按摩

① 取坐姿，双手放在同一膝盖上；

② 手掌和指腹以画圈的方式向上按摩整个大腿，再回到原点；

③ 重复动作10 ~ 15次，再换脚按摩。

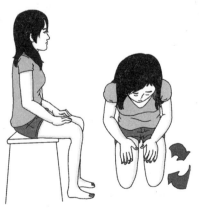

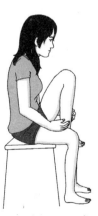

大腿外侧赘肉的按摩　　　　　　小腿赘肉的按摩

3. 消除小腿赘肉的按摩

① 双手置于小腿肚;

② 手掌包住小腿,以手掌由下往上轻捏小腿肚;

③ 重复动作10～15次再换腿。

【中草药疗法】••

脾虚湿阻型肥胖患者表现为体肥臃肿,蜷卧少动,胸闷气短,纳差,舌淡胖,苔白腻,脉濡缓。适用方为香砂六君子汤。药物组成为木香10g,砂仁6g,党参15g,焦白术12g,白茯苓10g,川厚朴10g,苍术12g,陈皮10g,泽泻10g,黄芪15g,薏苡仁15g,竹茹10g,冬瓜皮10g。有健脾益气、化痰除湿的作用。

脾肾两虚型肥胖患者多见形体肥胖,疲倦乏力,腰背酸痛,头晕气短,畏寒肢冷,阳痿阴冷,下肢浮肿,舌淡体胖,脉沉细。适用方为四君子汤合肾气丸加减。药物组成为党参10g,白术10g,茯苓12g,肉桂5g,制附子6g,生地黄15g,泽泻10g,牡丹皮10g,淫羊藿10g,车前草10g,牛膝10g。有益气健脾、温阳益肾的作用。

胃热湿阻型肥胖患者多见形肥体健,多食易饥,胃脘滞闷,口舌干燥,口渴喜饮,大便秘结,舌红苔黄,脉滑数。适用方为凉膈散合三仁汤。药物组成为栀子10g,黄芩10g,薄荷6g(后下),杏仁10g,白蔻仁10g,薏苡仁15g,川厚朴15g,白术12g,滑石15g,泽泻10g,草决明12g,大黄6g。有泻热通腑、利湿化浊的作用。

肝郁气滞型肥胖患者表现为形体肥胖,胸胁苦满,胃脘痞满,时有呃逆,月经不调或闭经,失眠多梦,舌质暗红,苔白,脉弦细。适用方为越鞠丸合桃红四物汤。药物组成为川芎10g,苍术12g,神曲15g,焦栀子10g,柴胡10g,柿蒂6g,法半夏10g,当归12g,生地黄12g,赤芍10g,红花6g,泽兰10g,泽泻10g,荷叶10g,枣叶6g,蒲黄10g。有行气解郁、活血化瘀的作用。

【生活调养】••

控制饮食摄入量,女性为4900～6270kJ(1200～1500kcal)。控制动物脂肪的摄入,低盐,戒除烟酒,改变吃零食及甜食的习惯。多进行体育锻炼和体力劳动。运动要循序渐进、持之以恒。运动期间,不要过于严格控制饮食。加强自身修养,提高内在气质。

六 便秘

正常人每日大便1次。正常大便为成形软便,不干不稀,不感到排便困难,便后有轻松舒适的感觉,这表明胃肠功能良好。便秘是排便次数明显减少,每

2～3天或更长时间一次，无规律，粪质干硬，常伴有排便困难感的病理现象。而且由于粪便堆积肠腔，肛门直肠血管内压力增高，血液回流障碍而使痔静脉丛曲张形成痔疮。中医认为，肠胃燥热、热病伤津、劳倦内伤、气血亏虚、阴寒凝滞、阳虚不运等皆能引起便秘。治疗时宜选用清热润肠、行气导滞、益气养血、温阳通便等方法。

【饮食疗法】

便秘的膳食原则为：① 多饮水，以利通便，可每日晨间空腹喝淡盐水或蜂蜜水，也可饮用果汁、菜水等饮料；② 适当增加脂肪摄入，适当增加豆油、花生油等烹调用油量，可使大便通畅；③ 酸奶或红茶有润肠通便的作用，有条件者亦可饮用；④ 限制强烈刺激性食品的摄入，如辣椒、芥末等。

芝麻粥

材料：黑芝麻6g，粳米50g，蜂蜜少许。

制法：锅烧热，放黑芝麻，中火炒熟，有香味时，取出；粳米淘净。粳米放入锅内，加清水适量，用武火烧沸后，转用文火煮，至八成熟时，放入黑芝麻、蜂蜜，拌匀，继续煮至米烂成粥。

用法：每日2次，作早、晚餐食用。

功效：滋肝养肾。

【按摩疗法】

取支沟和大肠俞按摩，以刺激肠胃蠕动，消除便秘。支沟位于手背腕横纹正中上3寸处。按摩手法：用手指指面向下按压，或作圈状按摩。大肠俞位于距离第四腰椎棘突下向外约1.5寸（比大拇指略宽）处。按摩手法：以手指指面向下按压，或做圈状按摩。

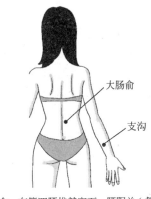

大肠俞：在第四腰椎棘突下，腰阳关（督脉）旁开1.5寸处

支沟：位于前臂背侧的中央，尺骨与桡骨之间，腕背部横纹上3寸处，左右一

【中草药疗法】

黄芪女贞子茶

材料：黄芪、女贞子各20g，桔梗9g，甘草、桂枝各6g，白芍、当归各15g，大枣12枚，生姜3片，饴糖适量。

制法：以上各药一同用水煎服。

用法：每日1剂，连服10天为1个疗程，一般服药1～2个疗程。

功效：益气温阳，养血通便。

【生活调养】

① 每天晨起喝1杯凉开水，以刺激胃肠运动，预防便秘。

② 养成定时排便的习惯。健康人直肠内通常没有粪便，随晨起起床引起的直立反射及早餐引起的胃、结肠反射，结肠可产生强烈的"集团蠕动"，将粪便推入直肠，直肠内粪便蓄积到一定量，便产生便意。所以，最好能养成每天早晨定时排便的习惯。

③ 良好的排便习惯。当有便意时不要忍着，因为久忍大便可引起习惯性便秘。排便时蹲厕时间过长，或看报纸，或过分用力，这都是不良的排便习惯，应予纠正。

④ 合理运动。晨起参加体育活动，如跑步、做操、打太极拳等都可以预防便秘。

⑤ 理调配饮食既可以增加食欲，纠正便秘，改善胃肠功能，也可以养成定时排便的习惯。可多选用蔬菜、水果、豆类等含维生素和纤维素较多的饮食，少食辛辣刺激性食物，如辣椒、芥末、姜等。

⑥ 及时就医。对于顽固性便秘或由于某种疾病引起的便秘，应尽早到医院诊治，切不可长期服用泻药或长期灌肠。因长期服用泻药不仅可以使直肠血管充血扩张，还可导致胃肠功能紊乱。

七、腹泻

腹泻俗称"拉肚子"、"拉稀"、"闹肚子"等，是指大便次数明显超过平时的习惯次数，且大便水分增加，以致变稀或不成形，同时大便总量也显著增多。造成腹泻的原因很复杂，如饮食不节与不洁、过食肥甘厚味或生冷食物、风寒湿热邪气侵袭、情志不畅、脾胃虚弱、肾阳虚衰等均可引起腹泻。

【饮食疗法】••••••••••••••••••••••••••••••

山药羊肉粥
材料：羊肉250g，鲜山药500g，糯米500g。
制法：将羊肉洗净，切块；鲜山药去皮，洗净，切块，并与羊肉一同煮烂，然后加入糯米，再加适量水煮至粥熟即可。
用法：每日早晚服用。
功效：补脾止泻，补气暖胃。

枣栗粥
材料：大枣10枚，栗子250g，茯苓20g，大米100g，白糖30g。
制法：将大枣洗净，栗子去皮，大米淘洗干净，按常法将大枣、栗子、茯苓和大米共煮成粥，然后加入白糖调匀即可。
用法：随量温热食用。
功效：益脾胃，止泄泻。适用于脾胃虚热所致的泄泻及五更泄。

　　对足部对应反射区施以一定程度的按摩，有助于缓解腹泻，这些反射区包括
肛门反射区、降结肠反射区、横结肠反射区、
升结肠反射区。

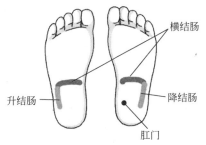

横结肠

升结肠

降结肠

肛门

　　肛门反射区在左脚掌跟内侧前缘处，按摩
时用食指近侧指间关节背侧突出部顶压此处，
并逐渐加力，反复按压5次左右。

　　降结肠反射区在左脚足底外侧，呈一条竖
带状区域，按摩时单手食指扣拳，由脚跟方向
压刮5次左右，由远而近，并逐次加力。

　　横结肠反射区位于双脚掌中线上，即足底中间第1～5跖骨下部，横越脚掌
呈一带状，按摩时单手食指扣拳，按顺时针方向压刮，左脚从内向外，右脚从外
向内，各刮5次。

　　升结肠反射区位于右脚底的外侧，即从足跟前缘至第5跖骨底内侧端的竖带状
区域。按摩时单手食指扣拳，用食指指关节偏桡侧面从脚跟向脚趾方向压刮5次。

【中草药疗法】 •

紫苏叶煎

材料：鲜紫苏叶10g，或干紫苏叶5g。
制法：将紫苏叶加适量水煎煮，取汁即可。
用法：每日1剂，饮汁。
功效：调节肠胃。适用于习惯性（慢性）腹泻的防治。

内金散

材料：鸡内金1具。
制法：将鸡内金放入铁锅中，反复炒动至鸡内金呈焦黄色，凉后研为粉末。
用法：温开水服下。
功效：适用于治疗小儿腹泻。

【生活调理】 •

　　① 一般腹泻病人应卧床休息，多饮水，给予流质或半流质饮食。
　　② 肛门周围因粪便刺激引起疼痛、红肿时，应在每次便后用软纸擦拭干净，
并用温水清洗。

八、　失眠

　　失眠是指经常性睡眠不足，或不易入睡，或睡而易醒，醒后不能再入睡，甚

至彻夜难眠的一类病症。由于睡眠不足，临床常伴有头昏头痛、四肢疲乏、心悸健忘、心神不宁等症状。失眠属中医"不得眠""不寐""目不瞑"等病症范畴。中医认为本病主要因长期过度疲劳、精神紧张或情绪波动，以致心失所养或心神不宁。其病位在心，但与肝胆、脾、肾等脏腑功能失调亦密切相关。根据其临床症状一般可分为心脾亏虚、心肾不交、肝郁化火、痰热内扰等证型。

【饮食疗法】

失眠者日常膳食应以清淡易消化为主，如豆类、奶类、谷类、蛋类、鱼类、冬瓜、菠菜、苹果、橘子等。饮食以平补为主，使自己保持比较安定的情绪。少吃油腻、煎炸、熏烤食品，避免吃辛辣刺激性的温燥食品。而且晚餐不可过饱，睡前不宜进食，不宜大量饮水，避免因胃肠刺激而兴奋大脑皮质，或夜尿增多而致入睡困难。

枣仁煎百合

材料：鲜百合500g，酸枣仁15g。

制法：先将鲜百合用清水浸泡24h，取出洗干净。然后将酸枣仁炒后，加适量水，煎后去渣，入百合煮熟即成。

用法：每日2次。吃百合，饮喝汤，每次1小碗。

功效：养血安神。

【按摩疗法】

每晚临睡前先揉足三里、三阴交，每穴1min，再掐按内关、神门1min，再用双手掌根部揉擦背部，以有热感为宜，重点按揉心俞、脾俞、肝俞。最后平卧闭目养神，不生杂念，用拇、食指按揉双侧睛明，连续揉按3～5min即可产生睡意。

心俞：在第五胸椎棘突下，神道(督脉)旁开1.5寸处
肝俞：在第九胸椎棘突下，筋缩(督脉)旁开1.5寸处
脾俞：在第十一胸椎棘突下，脊中(督脉)旁开1.5寸处
内关：该穴位位于前臂掌面的中部，腕横纹上2寸，掌长肌腱与桡侧腕屈肌腱之间
神门：取穴时，空握拳，稍弯曲手腕，手腕横纹与小指侧手腕关节处硬筋的交会处即是，左右各一
足三里：位于小腿前侧，外膝眼下3寸处
三阴交：位于胫骨内侧缘后方，内脚踝突出处向上3寸处，左右各一
睛明：位于目内眦角上方的凹陷处

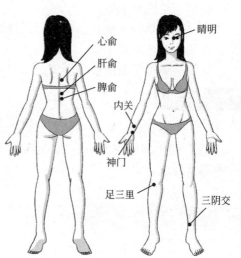

甘草小麦红枣汤

材料：甘草10g，小麦30g，红枣5枚，清水2碗。

用法：煎汤，煎至一碗时，去渣饮汤。1日3次。

功效：和中缓急，养心安神除烦，补脾和胃。

【生活调养】 •

① 身心松弛，有益睡眠。睡前到户外散步，放松精神，睡前沐浴，或用热水泡脚，然后就寝，对顺利入眠百利而无一害。

② 寻求并消除失眠的原因。造成失眠的原因颇多，只要稍加注意，不难发现，原因消除，失眠自愈，对因疾病引起的失眠症状，要及时求医。

③ 修炼平常而自然的心态。出现失眠不必过分担心，越是紧张，越是强行入睡，结果适得其反。有些人对连续多天出现失眠紧张不安，认为这样下去大脑得不到休息，不是短寿，也会生病。这类担心所致的过分焦虑，对睡眠本身及其健康的危害更大。

九、牙痛

牙痛是一种因各种原因而引起的牙齿疼痛症状。龋齿、牙髓炎、根尖周围炎和牙本质过敏等症均会出现牙痛症状。中医认为，牙痛包括因于火者，遇凉而痛减；因于寒者，散寒则痛止；因于虚者，滋养而痛消；因湿热客于手、足阳明二经，清热除湿即可痊愈。此外，龋齿、蛀蚀等牙齿疾病也可引起牙痛。

【饮食疗法】 •

生姜粥

材料：生姜10g，粳米50g。

制法：用粳米煮粥，粥熟后加入生姜片，略煮片刻即可。

用法：空腹趁热食用。

功效：本方具有辛温散寒、祛寒止痛的功效，适宜于寒凝牙痛患者。

骨碎补粥

材料：骨碎补20g，粳米50g。

制法：骨碎补水煎，取汁加米煮粥调味即可。

用法：不拘时食用。

功效：本方具有益肾健齿、固齿止痛的功效，适宜于肾虚牙痛患者。

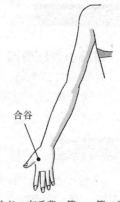

【按摩疗法】• •

用冰块按摩合谷5min，可起到清热止痛的功效。

【中草药疗法】• •

生地黄汁

材料：鲜生地黄适量。

用法：鲜生地黄洗净，用净纱布包裹，咀嚼令汁浸渍牙根并咽之。

功效：本方具有滋阴清热、止血止痛的功效，适宜于肾虚导致的牙痛患者。

合谷：在手背，第一、第二掌骨之间，平第二掌骨中点处

芫辛椒艾茶

材料：芫花、细辛、川椒、艾叶、小麦、细茶各3～5g。

用法：上药加水250～500ml，煎至150～300ml，置保暖杯中。待温时漱口后吐掉。每日漱口3～4次。

功效：本方具有祛风杀虫、清热止痛的功效，适宜龋齿牙痛及风火牙痛患者。

升麻薄荷饮

材料：升麻10g，薄荷6g。

用法：升麻、薄荷水煎代茶饮。

功效：本方具有清热散风、消肿止痛的功效，主治风热牙痛。

【生活调养】• •

①顽固牙痛最好是含服止痛片，可减轻一时的疼痛，但是止痛不等于治疗。上述方法不能止痛，应速去医院进行治疗。

②注意口腔卫生，以防牙痛。

③早晚坚持刷牙，饭后要漱口。刷牙时要求其方向与牙缝方向一致，这样可达到按摩牙龈的目的，又可改善组织血液循环，减少牙病所带来的痛苦。

➕、脂肪肝

脂肪肝是指肝脏在各种因素的影响下，肝细胞中脂肪堆积过量。肝内脂肪正常含量应为肝重的3%～4%，若超过5%则为脂肪肝。长期饮酒、长期摄入高脂肪食物、长期食用高糖食物、缺乏运动、肝炎、高血糖等都是脂肪肝的重要诱因。中医认为，机体虚弱则脂肪易沉积于肝部，引起肝气失调。通常来说，脂肪肝患者多会出现食欲不振、腹胀、疲劳等。脂肪肝的治疗应以补肾健脾胃主，并在补益的同时进行肝脏的清浊化瘀治疗。

脂肪肝患者多因虚证诱发疾病，故应注重脾胃的补益和肝脏的调养，可适量食用新鲜蔬菜、豆制品、水果、山药、白薯、芋头、脱脂牛奶等。脂肪肝患者因肝脏脂肪沉淀较多，故应避免油腻食物的大量摄入，忌食动物肝脏、肥肉、蟹黄和各种煎炸食品，同时也需限食鸡蛋、葱、姜、蒜等。此外，患者可适量增加燕麦、小米等粗粮，以及黑芝麻、黑木耳、海带等降脂食品。

金钱草砂仁鱼

材料：金钱草、车前草各60g，砂仁10g，鲤鱼1尾，盐、姜各适量。

制法：将鲤鱼去鳞、鳃及内脏，同其他3味中药加水同煮，鱼熟后加盐、姜调味。

用法：吃鱼饮汤。

功效：消脂去肿。

脊骨海带汤

材料：海带丝、动物脊骨各适量，调料少许。

制法：将海带丝洗净，先蒸一下；将动物脊骨炖汤，汤开后去浮沫，投入海带丝炖烂，加盐、醋、味精、胡椒粉等调料调味即可。

用法：食海带饮汤。

功效：化痰降气，利水散结。

① 敲击胆经：患者可通过手掌、指关节的敲击，对胆经进行刺激。

② 按揉脾经：患者可通过拇指指端或手掌的按揉，对脾经进行刺激。

首乌陈皮饮

材料：谷芽12g，陈皮11g，茵陈12g，何首乌12g，菊花11g，半枝莲18g，天冬8g，火麻仁18g，白花蛇草18g，五味子4g。

用法：以水煎服，1日1剂，分3次服用。

功效：对脂肪肝有较好疗效，但用药期间应忌食猪肉、猪油和辛辣食品等。

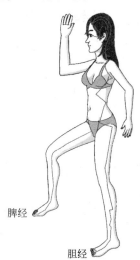

脾经

胆经

荷叶饮

材料：荷叶6g，决明子6g，山楂6g，泽兰6g。

用法：上药以开水冲泡，代茶饮用。

功效：有效缓解脂肪肝症状。

脂肪肝患者首先应避免肥腻厚味食物和酒精的大量摄入；其次，应注重体育锻炼，体质强则脂肪不易堆积于肝脏，肝气也会因此而顺畅。此外，食物和药物进入体内后都经肝脏解毒，如经常乱服药物则会使肝脏解毒功能下降，并可能引起肝中毒，故应谨慎服药。

痔 疮

肛肠痔瘘病即痔疮，是指由于肛门直肠底部及肛门黏膜的静脉丛曲张而引起的慢性疾病。痔疮并不是由单纯的局部因素引起，而是因人体阴阳失调，以及内伤外感、七情六淫等诸多因素所致。现多将痔疮分为内痔、外痔和混合痔。患者常出现大便带血，血量较多，有时滴落，有时喷射。痔疮还可引起贫血，使患者出现头晕目眩、气短乏力等症状，严重的痔疮患者大便后会有痔核脱出现象。

【饮食疗法】

痔疮患者首先应保持大便通畅，故应进食容易消化、含渣滓较少的食物，并应少食辛辣食物，少饮咖啡、酒和浓茶等。蛤蜊有润五脏、散瘀肿的功效，《本草求原》指出："蛤蜊治五痔"，故痔疮患者可经常食用；螺蛳可清热利水，痔疮患者经常食用可大大缓解病痛；蚌肉可补中益气、祛痔补虚，有调中收痔的作用，痔疮患者可经常食用；此外，猪大肠、柿饼、香蕉、榧子、菠菜、丝瓜、黑木耳、槐花、胖大海、何首乌等对痔疮有一定的食疗效果，患者可适量食用。

黑木耳煮柿饼
材料：黑木耳5g，柿饼30g。
制法：将黑木耳泡发撕碎，柿饼切块，同加水500ml煮烂。
用法：每日食用1～2次。
功效：益气溢阴、祛瘀止血，适用于痔疮出血。

煮黄鳝
材料：黄鳝100g，调料适量。
制法：黄鳝去内脏，切段，加调料水煮至黄鳝熟透即可。
用法：食肉饮汤。
功效：有补中益气、清热解毒、祛风除湿之功效，适用于肠风下血。

红糖荸荠
材料：鲜荸荠500g，红糖90g。
制法：将上两味食材加水适量，煮沸1h。

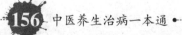

用法：饮汤，吃荸荠，每日1次。

功效：清热养阴，适用于内痔。

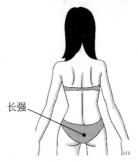

长强

长强：位于尾骨尖端与肛门连线的中点处

【按摩疗法】

① 按摩长强：患者可用食指与中指的指端对长强进行按揉，以按揉5min为佳，早晚各1次。

② 患部按摩：患者首先应清洗患部、会阴、肛门和手部，而后做20～30次提肛运动，按摩的时候应根据患者的感受施力，外痔在痔疮上按摩，内痔则在会阴与肛门之间按摩，每次按摩持续3～5min即可。

【中草药疗法】

乌梅苦参汤

材料：乌梅10g，五倍子10g，苦参15g，射干10g，炮穿山甲10g，煅牡蛎30g，火麻仁10g。

用法：以水煎服，1日1剂，可分2次服用。

功效：本方有清热解毒、润肠通便之功效，对痔疮有一定的治疗作用。

槐花饮

材料：槐花10g，地榆10g，仙鹤草15g，墨旱莲15g，侧柏叶15g，枳壳10g，黄芩5g，胡麻仁15g，苋菜30g。

用法：以水煎服，1日1剂，可分2次服用。

功效：本方有利湿止血之功效，适用于痔疮患者。此外，本方煎液也可外用熏洗肛门。

【生活调养】

痔疮患者应根据各自的条件进行合理的体育锻炼，如太极拳、气功、散步、慢跑等；其次，患者应尽量保证大便通畅，忌食辛辣刺激性食物，多食瓜果蔬菜，可有效降低便秘的发生，同时也应保证每天早晨排便一次，不忍便，不蹲厕过久。此外，保证患部清洁也很重要，患者需勤换内裤，每日以温水清洗肛门。

十二 消化性溃疡（胃及十二指肠溃疡）

消化性溃疡是一种常见病，可发于任何年龄阶段，男女发病没有明显的不同。据调查表明，约有10%的人都患过本病。其典型症状为饱胀嗳气、饥饿不适、餐后或餐前腹痛，严重者甚至发生出血、黑便、呕血等。消化性溃疡属中医"吞酸""胃脘痛"等范畴，认为其病因病机主要是情志所伤、饮食劳倦等。

桃仁猪肚粥

材料：桃仁、生地黄各10g，熟猪肚片、大米各50g，白糖适量。

制法：桃仁洗净，去皮、尖；生地黄用干净纱布包好；肚片洗净，切丝；大米洗净，用冷水浸泡半小时，捞出，沥水。肚片用适量清水煎取汁液，再放入桃仁、生地黄包、大米煮为稀粥，待熟时调入适量白糖，即可服食。

用法：每日1剂。

功效：益气活血，化瘀止痛。

佛手扁豆薏米粥

材料：佛手10g，白扁豆、薏苡仁（薏米）、山药各30g，猪肚汤、食盐各适量。

制法：将佛手以水煎煮，取汁去渣，加入白扁豆、薏苡仁、山药及猪肚汤，共煮为稀粥，加少许食盐调味即可。

用法：每日1剂。

功效：泻热和胃。适用于胃溃疡所致的胃脘灼痛、口唇干苦、烦躁易怒、便秘等。

【按摩疗法】••

此法需家人帮助患者按摩，方法如下。

① 患者俯卧，在患者脊柱棘突两侧的腰背部各按摩2～3遍。

② 以中等强度按揉患者两侧的脾俞、胃俞、大肠俞等穴。

③ 患者仰卧、屈膝，将两掌贴于上腹部，向下平推至下腹部，反复几遍。

④ 手掌贴于肚脐的右侧，以肚脐为中心，顺时针方向推摩腹部，推摩

脾俞：在第十一胸椎棘突下，脊中旁开1.5寸处

胃俞：在第十二胸椎棘突下，督脉旁开1.5寸处

大肠俞：在第四腰椎棘突下，腰阳关旁开1.5寸处

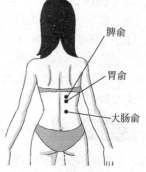

脾俞
胃俞
大肠俞

中脘：位于上腹部，身体前正中线上，脐上4寸处

内关：该穴位位于前臂掌面的中部，腕横纹上2寸，掌长肌腱与桡侧腕屈肌腱之间

足三里：位于小腿前侧，外膝眼下3寸处

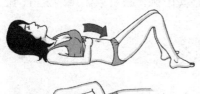

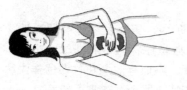

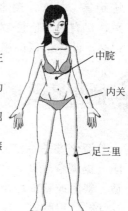

中脘
内关
足三里

的半径由小到大，至摩遍整个腹部。反复几遍。

⑤ 按压中脘，揉压内关、足三里等穴。

【中草药疗法】

三七粉

材料：三七20g。

制法：将三七研成细末使用。

用法：每次2g，每日2次，早晚温开水或温米汤送服。

功效：对于胃及十二指肠溃疡引起的出血及顽固性疼痛有较好的治疗效果。

乌贼贝母粉

材料：乌贼骨（海螵蛸）50g，浙贝母200g。

制法：共研细末，混匀即得。

用法：每日2次，每次4g，连服1～3周。

功效：该方具有抗溃疡、止胃酸的作用，主要用于胃溃疡、胃酸分泌较多、反酸、呕吐等症。

【生活调养】

① 坚持服药。消化性溃疡是慢性病，要完全愈合，必须坚持服药。

② 避免精神紧张。精神紧张、情绪激动等不良情绪常引起自主神经功能紊乱，不利于食物的消化和溃疡的愈合。

③ 注意饮食，做到饮食卫生，一日三餐定时定量，细嚼慢咽，饥饱适中，可促进溃疡愈合。

④ 避免服用对黏膜有损害的药物，以免加重病情。确需服用的需向医生说明，改用他药，或配合辅助药物，以减少对胃的不良刺激。

十三、肾虚

肾虚已经成了一种非常普遍的病症，尤其对于现代人来说，工作和生活压力都非常大，几乎每个坐办公室的人都多多少少有些肾虚。肾为先天之本，肾虚意味着身体的各种机能都要受到影响。中医讲肾虚主要是指四方面：肾阴虚、肾阳虚、肾经亏虚和肾气虚，但临床上多为肾阴虚和肾阳虚。

① 肾阳虚：常见腰痛腰凉、尿频，以及手脚冰凉、畏寒。

② 肾阴虚：常见腰酸腿软、口干、烦躁、手心发热、易出汗等。

除以上症状，肾虚者还常在脑力、情志、意志力、性功能等方面出现减退，如记忆力下降、烦躁易怒、焦虑抑郁、阳痿不举、遗精滑精、性欲减退等。

海参粥

材料：水发海参50g，粳米100g，葱、姜、食盐等作料适量。

制法：将海参切碎，粳米淘洗干净，同煮成粥，加入少许葱、姜、食盐等调味即可。

用法：随量食用。

功效：补肾益精，滋阴补血。适用于肾虚阴亏所致腰膝酸软、失眠盗汗等。

枸杞猪腰粥

材料：枸杞子10g，猪肾1个，粳米100g，葱、姜、食盐各少许。

制法：猪肾去内膜，切碎；粳米淘洗干净，与枸杞子、猪肾及少许葱、姜、食盐，同煮成粥即可。

用法：随量食用。

功效：滋阴补阳，固精强腰。适用于肾虚劳损，阴阳两亏所致腰膝酸软、腰脊疼痛、腿足痿弱、头晕耳鸣等。

【按摩疗法】 ·····································

① 自我按摩腰部：两手掌对搓至手心发热后，分别放至腰部，手掌对向皮肤，上下按摩腰部，至有热感为止。可早晚各1次，每次约200回。可健运命门，补肾纳气。

② 刺激脚心：两手对掌搓热后，以左手擦右脚心，以右手擦左脚心，每日早晚各1次，每次搓300回。经常按摩涌泉，可益精补肾、强身健体、防止早衰。

命门

涌泉

命门：位于腰部，身体后正中线上，第二腰椎棘突下凹陷处
涌泉：位于足底部，蜷足时足前部的凹陷处，左右各一

【中草药疗法】 ·····································

补骨脂酒

材料：补骨脂、黄酒各适量。

制法：将补骨脂研为细末，用黄酒调服即可。

用法：每次6g，每日1～2次。

功效：温肾壮阳。适用于肾虚所致腰痛偏寒者服用。

肉桂粉

材料：肉桂适量。

制法：将肉桂研为细末待用。

用法：每次5g，每日2次，温开水送服。

功效：适用于肾阳虚腰痛，腰背酸痛，怕冷，四肢发凉，性欲低下等。

【生活调养】••

① 可以多吃一些益肾的食品，如海参、鳗鱼、猪肾、韭菜、桂圆、羊肉、芝麻、核桃、豇豆、山药等。

② 注意休息，做到劳逸结合，过度劳累可加重肾虚，从而导致各种疾病。

十四 痛风

痛风是由于尿酸结晶堆积在软骨、软组织、肾脏，以及关节处而引起的疾病。患者"轻则骨节疼痛，走注四肢，难以转侧，肢节或红或肿；甚则遍体瘰块，或肿如匏，或痛如掣，昼静夜剧"。

【饮食疗法】••

痛风患者应坚持三多三少的饮食原则。多饮水，少喝汤。多喝白开水可溶解和稀释体内有害物质，缓解痛风症状，而经常饮食鱼汤、肉汤、火锅汤等则会加重病情；多吃葡萄、橘子、山楂、番茄、苹果、咖啡、茶、奶、蛋、海藻等碱性食物，少吃动物内脏、沙丁鱼、凤尾鱼等；多吃蔬菜，少吃饭。患者可多吃白菜、芹菜、菠菜、油菜等绿色蔬菜，而适量减少主食的摄入量。

玉米须饮

材料：鲜玉米须100g，白糖适量。

制法：鲜玉米须加水适量，煎煮1h滤出药汁，小火浓缩至100ml，停火待冷，加白糖搅拌吸尽药汁，冷却后晒干压粉装瓶。

用法：每日3次，每日10g，开水冲服。

功效：防止肾结石，具有利尿作用。

当归独活酒

材料：独活60g，大豆500g，当归10g，白酒1000ml。

制法：将独活去芦头后，与当归共同捣碎，置于净器中，以白酒浸泡一宿后，将大豆炒至冒青烟后出锅，投入酒中密封，候冷，去渣备用。

用法：每日3次，每次温饮10ml。

功效：祛风湿，通痹止痛。用于风寒湿痹、腰膝疼痛。

【按摩疗法】••

足底按摩——足底反射区包括：甲状旁腺、心脏、脾脏、肾上腺、肾脏、输尿管、膀胱、胃、胰、十二指肠、盲肠（阑尾）、回盲瓣、升结肠、横结肠、降结肠、乙状结肠及直肠、小肠、肛门等反射区。可采用拇指指端点按及食指指间关节点按、擦法、刮法等众多按摩手法对足底反射区进行刺激。

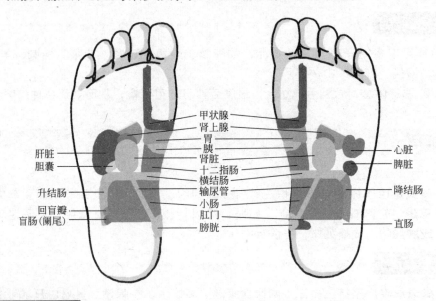

甲状腺
肾上腺
胃
胰
肾脏
十二指肠
横结肠
输尿管
小肠
肛门
膀胱

肝脏
胆囊
升结肠
回盲瓣
盲肠(阑尾)

心脏
脾脏
降结肠
直肠

【中草药疗法】•••

姜黄牛膝汤

材料：苍术9g，黄柏12g，牛膝12g，海桐皮12g，姜黄12g，威灵仙12g，豨莶草15g，毛冬青30g，黑老虎30g，入地金牛30g。

用法：以水煎服，1日1剂。

功效：本方有清热解毒、通经活络之功效，对原发性痛风急性关节炎有较好的疗效。

丹参桂枝汤

材料：桂枝10g，川芎10g，羌活12g，桑枝12g，秦艽12g，苍术12g，牛膝15g，丹参15g，防己15g，甘草6g。

用法：以水煎服，1日1剂。

功效：本方有散寒祛湿、止痛活血之功效，适用于原发性痛风急性关节炎。

【生活调养】•••

痛风患者平时需限制刺激性食物的摄入，酒、强烈的香料和调味品等会诱发痛风发作，咖啡、浓茶也应限量饮用；其次，肥胖者应积极采取减肥措施，如果能有效地减轻体重、限制热量的摄入则可减轻痛风的发病率和患者病痛。此外，痛风患者需注重劳逸结合，如果长期处于紧张劳累的状态则会加快病情的恶化。

中医养生治病
一本通

第十章 两性常见病症疗养

月经不调

月经不调是指月经的周期、经期、经量、经色、经质等方面发生异常，为妇科常见疾病。包括月经先期、月经后期、月经先后无定期、经期延长、月经过多、月经过少。本病常因恼怒生气而致情志抑郁、肝气郁结，致肝气逆乱；或饮食不节、过食生冷或过食辛辣之品；或行经时冒雨涉水，感受寒邪；或劳倦过度、久病体虚或房事不节、孕育过多所致。对月经不调患者可采用非处方药物治疗。

【饮食疗法】

月经来潮的前一周其饮食宜清淡，宜消化，且富营养。可以多吃豆类、鱼类等高蛋白食物，并增加绿叶蔬菜、水果的摄入量，也要多饮水，以保持大便通畅，减少骨盆充血。忌食刺激性食物及生冷食物，还应少吃肥肉、动物油和甜食。

乌鸡茯苓汤

材料：乌鸡1只，茯苓9g，红枣10枚。

制法：将乌鸡洗干净，把茯苓、红枣放入鸡腹内，用线缝合，放沙锅内煮至熟烂，去药渣，食鸡肉饮汤。

用法：每日1剂，分2次服完，月经前服，连服3剂。

功效：补气益血调经。

取关元和足三里两穴进行治疗。揉按关元：右手半握拳，拇指伸直，将拇指腹放在关元，适当用力揉按0.5～1min；按揉足三里：将一手食指与中指重叠，中指指腹放在同侧足三里上，适当用力按揉0.5～1min。双下肢交替进行。

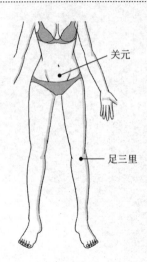

【中草药疗法】 • • • • • • • • • • • • • • • • • • •

益气摄血茶

材料：黄芪10g，白术8g，五味子6g，升麻3g，桂圆肉6g。

制法：先将前4味分别捣碎后，加入桂圆肉，置于杯中，以沸开水冲泡，待温后代茶饮之。

关元：位于下腹部，身体前正中线，脐下3寸处

足三里：位于小腿前侧，外膝眼下3寸处

用法：于月经净后10日开始，每日饮用1剂，15日为1个疗程。

功效：益气养血，摄血调经。

【生活调养】 •

① 防止受寒。经期勿冒雨涉水，无论何时都要避免小腹受寒。

② 保持良好的心态。如果月经不调是由于受挫折、压力大而造成的，那么必须调整好自己的心态。

③ 补充足够的铁质，以免发生缺铁性贫血。多吃乌骨鸡、羊肉、鱼子、虾类、猪羊肾脏、淡菜、黑豆、海参、胡桃仁等滋补性食物。

 ## 痛经

痛经是指经期或经期前后发生阵发性下腹疼痛，可影响日常生活和工作。痛经有原发性痛经和继发性痛经之分。月经初潮即有腹痛者，为原发性痛经，多见于未婚未孕妇女，妇科检查无明显器质性病变；初潮后一段时间无痛经，后发生痛经，多发于盆腔器质性病变者，为继发性痛经。中医学认为，痛经主要是由于情志不舒、经期感寒、素体虚弱或产妊过多等导致冲任不调，气血运行不畅所致。临床常见气滞血瘀、寒湿凝滞、气血虚弱、肝肾不足四个证型。

【饮食疗法】 •

痛经患者平时饮食应多样化，不可偏食，应经常食用具有理气活血作用的蔬菜水果，如荠菜、香菜、胡萝卜、橘子、佛手、生姜等。身体虚弱、气血不足

者，宜常吃补气、补血、补肝肾的食物，如鸡、鸭、鱼、鸡蛋、牛奶、动物肝肾、豆类等。

桂浆粥

材料：肉桂2～3g，大米50～100g，红糖适量。

制法：肉桂煎取浓汁，去渣；大米加水适量，煮沸后，调入肉桂汁及红糖，同煮为粥即可。或用肉桂末1～2g调入粥内同煮。

用法：每日2次。一般以3～5天为1个疗程。

功效：温中补阳，散寒止痛。适用于虚寒性痛经、腹痛、饮食减少、消化不良、大便稀薄等。

【按摩疗法】

患者仰卧，医者坐其侧方，实证者，以疏肝调胃手法为主，虚证者，以温肾手法为主，按摩5～8min；然后用中指指压法点揉中脘、水分、石门、关元一线；最后采用指压冲门法，以达温肾舒肝、通调腹内气血之效。

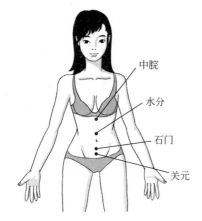

中脘：位于上腹部，身体前正中线上，脐上4寸处
水分：位于上腹部，身体前正中线上，脐上1寸处
石门：位于下腹部，身体前正中线上，当脐下2寸处
关元：位于下腹部，身体前正中线，脐下3寸处

【中草药疗法】

归芪酒

材料：当归、黄芪各150g，红枣100g。

制法：将黄芪、当归切片，与红枣一起置纱布袋内，投入盛酒容器，加酒500ml，加盖密封7日。

用法：每次饮10ml，每日2次，7日为1个疗程，行经前5日开始饮服。以上剂量可用3个疗程。

功效：益气养血，活血调经。

【生活调养】

① 在月经来潮前3～5天内宜以清淡易消化的饮食为主。不宜吃得过饱，尤

其应避免进食生冷食品及不易消化和刺激性食物，如辣椒、生葱、生蒜、胡椒、烈性酒等。

② 积极做好五期卫生保健。五期是指妇女月经期、妊娠期、产褥期、哺乳期、更年期。在这五个时期，妇女抗御病邪的能力降低，易于导致病邪的侵害而发病。

③ 消除对月经的恐惧、忧虑和紧张情绪；注意经期卫生，行经时避免过度劳累，并避免淋雨或洗冷水澡、在冷水中劳动等。

④ 适量饮一些葡萄酒，可起到舒畅情志、疏肝解闷的作用，使气机和利。

⑤ 积极进行妇科病的诊治。积极正确地检查和治疗妇科病，是预防痛经的一项重要措施。首先月经期应尽量避免做不必要的妇科检查及各种手术。若行放环、通液术，以及妇科检查等，均应在月经干净后3～7天内进行，这样可防止细菌上行感染。

三 更年期综合征

更年期综合征是指妇女在绝经前后出现的与绝经有关的一些症状，如头晕、耳鸣、烘热、汗出、心悸、失眠、烦躁易怒、潮热，或面目浮肿、食欲不振、便溏、月经紊乱等，又称绝经前后诸症。其发生主要为绝经前后肾气渐衰，冲任二脉虚弱，天癸渐竭，生殖功能降低或消失。临床辨证主要分为肝肾阴亏、肾阳虚衰两个证型。

【饮食疗法】

在合理平衡膳食的基础上，应注意钙的摄入和维生素A、维生素D的摄入，防止骨质疏松的发生，可多吃牛奶、豆类制品、虾皮、芝麻酱、海带、沙丁鱼、动物肝脏等；多吃蔬菜、水果，饭菜宜清淡、少盐，并注意多吃粗粮，以增强机体免疫力。少吃油炸食品和胆固醇含量高的食品，防止高脂血症、冠心病的发生。

百合地黄粥

材料：百合30g，生地黄15g，枣仁10g，粳米100g。

制法：前3味加水煎，去渣取药汁，把粳米加入药汁中煮粥。

用法：每日2次，温热服食。

功效：滋补肝肾，养心安神。

【按摩疗法】

取照海和申脉进行治疗。用手指按摩或强压照海

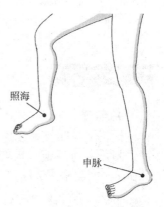

照海：位于足内侧，在内脚踝凸起处向下大约1寸的凹陷处，左右各一

申脉：位于足外侧，外脚踝直下方凹陷处，距外脚踝凸起处0.5寸，左右各一

能促进激素的分泌，缓解情绪，使交感神经和副交感神经的兴奋与抑制达到平衡；按压申脉可使头昏、焦躁不安等症状消失。最好是每天按压上述两穴5次以上，或用指掐，直到有疼痛感为止。

【中草药疗法】 ●●●●●●●●●●●●●●●●●●●●●●●●●●●●●●●●●

甘麦莲枣汤

材料：甘草6g，淮小麦15g，麦冬10g，莲子15g，大枣30g。

制法：将甘草、淮小麦、麦冬3味药先煎汁去渣，用药汁煮莲子、大枣后服用。

功效：清心安神，养阴润燥。适用于治疗更年期妇女躁动之症。

【生活调养】 ●●●●●●●●●●●●●●●●●●●●●●●●●●●●●●●●●

① 劳逸结合。更年期妇女不要勉强自己做力所不及的事情，过度疲劳会损伤健康，当然也不可过度慵懒，不要随意改变过去的良好习惯，还应保持积极向上的心态。

② 要频繁地进行全身检查，40岁以上的妇女应每半年做一次检查。

③ 进食营养丰富的食品，同时少吃脂肪含量高的食品。莫让自己超重，但也不能太瘦。同时，必须戒掉烟酒、咖啡及含咖啡因的食品。

④ 服用钙片或食用含钙丰富的食物。

四、乳腺炎

乳腺炎常见于哺乳期妇女，以初产妇多见。初起症状为单侧或双侧乳房部肿胀触痛，可有硬结肿块，排乳困难，或伴畏寒发热，恶心烦渴、胸闷欲呕、全身疼痛不适等。中医称本病为"乳痈"，又名"吹乳"。可分为乳汁瘀积、热毒酿脓、溃后正虚三个证型。

【饮食疗法】 ●●●●●●●●●●●●●●●●●●●●●●●●●●●●●●●●●

乳腺炎成脓期，应少吃具有"发奶"作用的食品，以免加重病情。宜多吃具有清热作用的蔬菜水果，如番茄、青菜、丝瓜、黄瓜、绿豆、鲜藕、金橘饼等。海带具有软坚散结的作用，也可多吃些。

木耳银耳汤

材料：黑木耳30g，银耳30g，白糖适量。

制法：黑木耳、银耳分别洗净，撕碎，置锅中，加清水500ml，水煮20min。

用法：加白糖后即可食用。

功效：滋阴补气。

揉、捏、拿法治疗乳腺炎：以右手五指着力，抓起患侧乳房部，施以揉捏手法，一抓一松，反复施术10～15次。左手轻轻将乳头揪动数次，以扩张乳头部的输乳管。若初期治疗按摩时，高热不退，有持续性搏动性疼痛，是已化脓的征象，则禁止按摩，需及时去医院治疗。

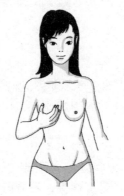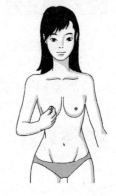

【中草药疗法】•••••••••••••••••••••••••••

橘核黄酒饮

材料：橘核15g，黄酒30ml。
制法：橘核略炒，加黄酒煎沸。
用法：去渣温服。
功效：疏肝理气通乳。

【生活调养】••••••••••••••••••••••••••••••••••••••

① 避免乳汁瘀积，哺乳期要定时哺乳，乳汁过多可用吸乳器吸尽。因为乳汁分泌过多而婴儿吮乳少，没有及时将乳汁完全排空，结果发生乳汁瘀积，为细菌入侵提供了良好的生长、繁殖场所。

② 清洁乳房皮肤。不要让婴儿含乳而睡，防止乳头损伤，及时治疗婴儿口腔炎症。因为哺乳期细菌入侵机会增加，细菌大多数经破损乳头沿淋巴管侵入，如婴儿口含乳头而睡或婴儿患有口腔炎症而吮乳则可直接侵入乳管，引起乳腺炎。

③ 按摩对乳腺炎初期有疏肝清胃、通乳散结之功，一般施术1～2次即愈。经常选择适当的手法进行按摩，乳汁不至淤积，可预防乳腺炎的发生，按摩前患侧乳房先做热敷，疗效更好。

五、白带异常

白带是女性阴道分泌的一种液体，正常情况下有润滑、保护阴道的作用。若白带颜色、质量、数量出现异常则为某种疾病的表现，称为病理性白带、白带异常。中医称为"带下""赤白带"，认为此病多因脾虚湿聚和肾虚下元不固而引起。前者表现为体倦体胖，面色苍白，痰多，苔白腻；后者表现为脚软腰酸，肢冷畏寒，带下清稀量多。

【饮食疗法】•••

食用益脾补肾、清热利湿类食物，如莲子、大枣、山药、薏苡仁、冬瓜仁等。因脾虚和肾虚而引起者，可选用扁豆、白果、蚕豆、绿豆、黑木耳、胡桃肉、淡菜、龟肉、芹菜、荠菜、乌鸡、马齿苋、石榴、赤小豆等进行食疗。

山药粳米粥

材料：鲜山药100g，芡实、莲子（去心）各30g，车前子15g，粳米100g；砂糖适量。

制法：芡实、莲子与车前子煎汁备用，山药去皮切片后与药汁、粳米同煮为粥，加入砂糖适量。

用法：1日1剂，可分2次服食。

功效：可治疗白带异常等症。

墨鱼猪肉汤

材料：墨鱼100g，瘦猪肉200g，淮山药10g，莲子4g。

制法：将墨鱼、猪肉分别洗净、切碎，然后与淮山药、莲子同炖至熟烂即可。

用法：1日1剂，食肉饮汤。

功效：可有效治疗白带过多。

【按摩疗法】

推擦腰腹：从裤带向下直到尾骨，反复推脊柱两侧直到发热。在肚脐下3寸处用手掌鱼际反复转圈搓擦至热，每日2次。

【中草药疗法】

扁豆止带煎

材料：白扁豆30g，淮山药30g，红糖适量。

制法：白扁豆用米泔水浸透去皮，同淮山药共煮至熟，加适量红糖。

用法：每日服2次。

功效：适用于脾虚型白带异常。

三仁汤

材料：白果仁10个，薏苡仁50g，冬瓜仁50g。

制法：上药水煎，取汤半碗。

用法：每天1料，连服1周。

功效：适用于湿热型白带异常。

【生活调养】

少食辛辣和油腻生冷食物。在性生活方面，女方除同房前清洗下身外，同房后还应排尿和再次清洗下身。平时要尽量选用蹲式厕所，不得已用坐式时也应垫用卫生纸，手纸由前向后擦拭，都可防止白带异常的发生。

六 阳痿

阳痿是指成年男子有性要求，但阴茎不能勃起或勃起不坚，不能完成性交过程。引起阳痿的原因很多，但临床上除少数由器质性病变引起外，大多数由精神心理因素造成，如精神过度紧张、过于忧虑、误犯手淫、婚后房事过度或恣情纵欲等。中医认为本病的发生是因房劳过度，精气空虚，肾气亏耗；或因思虑伤神，心脾受损；或伤于恐惧，肾气不振，肝气不达；或湿热下注，宗筋弛纵所致。临床常见命门火衰、心脾两虚和湿热下注三个证型。

【饮食疗法】

饮食调配应遵循温肾补胃、益精壮阳的原则。在日常饮食中，除加强一般营养外，宜多用一些具有益肾壮阳作用的食品，如狗肉、羊肉、鹿肉、鹿肾、鹌鹑、韭菜、茴香、核桃等。伴有失眠和神经衰弱者，还要通过饮食调节神经和睡眠，白天可饮用茶水、咖啡类的饮料以保持旺盛精力，饭后宜饮用具有安神作用的饮料，如酸枣仁汤、五味子饮等，以保证睡眠，严禁饮酒。

麻雀虾仁汤

材料：麻雀5只，鲜虾仁50g，姜3片，盐、酱油、白酒、味精少许。

制法：麻雀、虾仁共放炖盅内，加姜片、盐、酱油少许，放开水适量，加盖，隔水炖30min，再入白酒、味精少许调味。

用法：食肉饮汤，隔3日食用1次。

功效：补肾阳，填精髓。

【按摩疗法】

按摩涌泉：以左手按摩右足心涌泉100次，以右手按摩左足心涌泉100次，每晚热水足浴后按摩疗效更为理想。

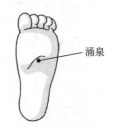

涌泉：位于足底部，蜷足时足前部的凹陷处，左右各一

【中草药疗法】

起阴汤

材料：人参15g，白术30g，巴戟天30g，黄芪15g，北五味子3g，熟地黄30g，肉桂3g，远志3g，柏子仁3g，山萸肉9g。

制法：水煎服。

用法：每日1剂，日服2次。

功效：阴阳两虚，心气不足。

　　①学习性知识，了解生理波动。当男子在发热、过度疲劳、情绪不佳等情况下出现一时性的阳痿，多半是一种正常的生理性波动，男方不可徒增思想负担，女方不要因之埋怨、指责，以免弄假成真，导致阳痿。

　　②加强运动，保持乐观情绪。加强锻炼，以增强体质，提高抗病能力。并保持情绪开朗，注意生活调整，房事有节有度，这些都是预防阳痿的有效措施。如能做到，可以避免阳痿的发生。

　　③避免服用可能引起阳痿的药物。如因疾病必须服用某类药物时应尽量选择那些对性功能没有影响的药物。

七、早泄

　　一般认为，早泄多数与精神因素有关，是由于大脑皮层性中枢兴奋增强所致。如初婚夫妇，缺乏性知识，在房事中不善于掌握彼此间的心理和生理特点，加之经验不足，配合不够，因而发生早泄。中医认为：早泄与心、肝、肾和阳明经关系密切。由于肝肾损伤，阴虚火旺，情志不遂，郁怒伤肝，忧愁思虑，伤及心脾，或肝经湿热下注，导致封藏不固而致早泄。

【饮食疗法】●●●●●●●●●●●●●●●●●●●●●●●●●●●●●●●●●●●●●●●

　　对于早泄患者，多采用温肾助阳法，平时可多食动物肾、狗肉、羊肉、鹿肉、黄鳝、泥鳅、虾、公鸡、核桃仁、黑豆等；还需配合食用一些固精类食品，如芡实、莲子、山药、五味子、金樱子、覆盆子等。患者表现为精神紧张、精液易泄、心烦盗汗、耳鸣腰酸等阴虚火旺征象者，切不可多食温补助阳的食品，而应以清淡适口、富有营养的食物为主，如蔬菜、水果、蛋乳类食品、水产品等。

韭菜粥

　　材料：新鲜韭菜30～60g或韭菜籽5～10g，粳米60g，细盐少许。

　　制法：取新鲜韭菜，洗净切细（或韭菜籽研细末）。先煮粳米为粥，待粥沸后，加入韭菜或韭菜籽细末、细盐，同煮成稀粥。

　　用法：早晚各食1次。

　　功效：补肾壮阳，固精止遗，健脾暖胃。

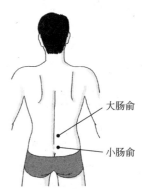

大肠俞

小肠俞

大肠俞：在第四腰椎棘突下，腰阳关旁开1.5寸处

小肠俞：平第一骶后孔，督脉旁开1.5寸处

【按摩疗法】●●●●●●●●●●●●●●●●●●●●●●●●●●●●●●●●●●●●●●●

　　取大肠俞和小肠俞进行治疗。手法采用指压法。大肠俞位于第四腰椎下方旁开1.5寸处，小肠俞位于第一

骶椎棘突下，旁开1.5寸处。指压时，一边缓缓吐气一边强压6s，如此重复10次。

菊花醪
材料：甘菊花10g，糯米酒50g。
制法：将甘菊花剪碎，与糯米酒适量放在小锅内拌匀，煮沸。
用法：顿食，每日2次。
功效：治相火妄动所致早泄。

【生活调养】

① 做足同房前的爱抚、吮吻，使女方先进入兴奋期乃至平台期，则较易满足女方性要求。

② 加强夫妻思想和感情的交流，消除隔阂与误会，对丈夫早泄予以谅解并积极配合治疗，将有助于克服不良心理。

③ 改变同房时间。人们一般将性生活安排在晚上，但如果你将其改在睡醒时，身体疲劳已解除，精力旺盛，相信同房质量会有所提高。

④ 男方分散对性交的注意力，如目光离开女方，甚至数数，都将有助于延缓射精。

八、前列腺炎

前列腺炎是一种因饮酒过度、房事频繁、会阴部损伤、前列腺肥大等引起的前列腺发炎或充血症状。前列腺炎多是因虚而发，包括湿热、败精、瘀血等多种致病因素。湿热之邪下注易郁积于下焦，从而使膀胱气化不利；频繁性交或手淫致使阴虚火旺，如果忍精不射更易引起肾火郁积；过食辛辣油腻食物、饮酒过度也会导致脾胃受损，运化失司，从而导致湿热内生，流注于下，扰乱精室；湿热不清，精室气血瘀滞。患者常出现恶心呕吐、乏力厌食、会阴或小腹胀痛、尿急、尿痛等症状。

【饮食疗法】

前列腺炎患者应多食清淡之品，切忌辛辣油腻食物和酒精的摄入；多食菠菜、油菜、卷心菜等新鲜蔬菜，可防止便秘，间接缓解排尿压力；患者还需多饮水，多食水果和坚果，如核桃、杏仁等。此外，经常饮用蜂蜜或苦丁茶对前列腺炎也有一定的治疗作用。

爵床红枣汤
材料：爵床草100g，红枣30g。

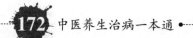

制法：爵床草洗净切碎，红枣洗净去核，二者同煮为汤。

用法：1日1剂，分2次服用。

功效：利水解毒。适用于前列腺炎患者服用。

白兰花猪肉汤

材料：瘦猪肉150g，鲜白兰花30g，盐少许。

制法：瘦猪肉洗净切块，与白兰花加水同煮，待肉熟时加入少许盐调味即可。

用法：饮汤食肉，1日1次。

功效：补肾滋阴，行气化浊。尤其适用于前列腺炎患者服用。

车前绿豆粱米粥

材料：车前子60g，橘皮15g，通草10g，绿豆50g，高粱米100g。

制法：将车前子、橘皮、通草装入纱布包，煮汁去渣，然后与绿豆、高粱米同煮为粥。

用法：1日1剂，空腹服用。

功效：本方适用于老年前列腺炎患者服用。

【按摩疗法】

① 按揉神阙穴：患者可仰卧，左脚伸直，左手的中指、食指、无名指在神阙周围进行旋转揉搓，同时右手三指对会阴穴进行旋转按摩，揉搓100次以后，可双手交替继续按摩，方法同上。

② 腹部按摩：主要是对肚脐周围的气海、关元、中极各穴进行揉按，前列腺炎患者小便后对腹部加以轻柔的揉按，可促使膀胱排空，有利于病情的缓解。

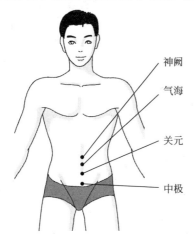

神阙：位于腹部脐中央

气海：位于下腹部，身体正中线，脐下1.5寸处

关元：位于下腹部，身体前中线，脐下3寸处

中极：位于下腹部，身体前正中线，脐下4寸处

【中草药疗法】

八正散加减

材料：木通7g，车前子10g，萹蓄10g，瞿麦10g，滑石20g，栀子10g，

大黄6g，甘草5g。

用法：水煎服，1日1剂。

功效：本方适用于湿热下注型前列腺炎，对小便赤痛、舌苔黄腻、生殖器胀痛等症均有较好的疗效。

菇凌二花粉

材料：山慈菇花30g，凌霄花20g。

用法：山慈菇花、凌霄花同研为末。1日3次，每次取6g，以开水送服。

功效：本方适用于前列腺炎患者服用。

白兰花粉

材料：白兰花30g。

用法：将白兰花研为细末。1日3次，每次取10g，以温水送服。

功效：本方适用于前列腺炎患者服用。

胡枝草煎

材料：胡枝子鲜全草50g，车前草20g，冰糖30g。

用法：胡枝子、车前草与冰糖加水同煎约25min即可。1日1剂，分3次服完。

功效：利水通淋。尤其适用于前列腺炎、小便淋沥者服用。

【 生活调养 】••••••••••••••••••••••••••••••••••••

前列腺炎患者首先应注重劳逸结合，不可操劳过度，同时还需注重饮食结构，戒烟戒酒，忌食辣椒、大蒜、芹菜、萝卜等食物；其次，前列腺炎患者应节制房事，科学而有规律的性生活有利于患者的康复；此外，患者应坚持锻炼，并需避免久坐、久站和熬夜，以积极乐观的态度面对疾病。

第十一章 儿童常见病症疗养

一、小儿感冒、咳嗽

感冒是小儿时期常见疾病，俗称"伤风"。一年四季均可发生，但是冬春季更为多见。现代医学认为，感冒有两种：一种是普通感冒，一种是流行性感冒。根据其临床表现，一般分为风寒感冒和风热感冒两大类型。常见症状为恶寒，发热，头痛，鼻塞，流涕，咽痛，咳嗽等。严重者可出现高热，烦躁不安或嗜睡，甚至抽搐等。

中医认为，感冒的发生与外界气候变化及小儿正气的强弱有密切的关系。由于小儿脏腑娇嫩，形气未充，腠理疏薄，表卫不固，抗病能力较差，对外界气候变化不能很好适应，故易为外邪侵袭，致使感冒。

【饮食疗法】

小儿感冒时应吃流食、软食或易消化的食物。对于感冒导致腹泻或呕吐的孩子注意适量进食。有的孩子在感冒期间食欲降低，这是因为感冒后消化系统的各种消化酶活性降低，消化液丢失或分泌不足，减少进食是机体的一种自我保护机制，所以家长不要急于给孩子补充大量营养物质，应让孩子多饮水，以补充水分，有利于毒素的排出。

白萝卜生姜汤

材料：白萝卜5段，生姜0.5g，大枣10个。

制法：以上三味同煮。

用法：喝汤吃枣。

功效：发汗解毒。

取印堂、太阳、迎香进行按摩治疗。按摩手法：让患儿仰卧，家长用两手拇指自印堂开始，交替上推至前发际30次，然后，自额中分抹至两侧太阳30次，按揉双侧太阳1～3min；揉迎香15～20次。

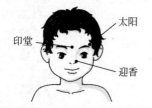

印堂：位于额部两眉头连线中点处
太阳：于眉梢与目外眦之间，向后约一横指的凹陷处
迎香：位于面部，鼻翼外缘中点旁，鼻唇沟中

姜糖苏叶饮

材料：姜3g，紫苏叶3g，红糖10g。

制法：将生姜3g洗净切丝，紫苏叶3g（鲜品用10g）洗净后切细，同放入茶杯内，加滚开水冲泡，盖紧盖子，10min后滤取药汁（去药滓），加入红糖10g溶化搅匀，趁温热喂服。

用法：每次15～30ml，每日3次。

功效：祛风散寒，发汗解表。

① 发病期间，要给患儿吃清淡易消化的半流食，如小米稀粥、鸡蛋汤等，不食油腻食品，并注意让患儿多喝水，多吃青菜、水果。

② 要注意让患儿卧床休息。要保证患儿居室空气新鲜湿润，以防空气干燥。因为尘土飞扬可刺激患儿的鼻子和咽喉，引起咳嗽。

③ 感冒与流感在发病过程中，都可因继发细菌感染而合并其他疾病，如肺炎、中耳炎等，发现并发症后要及时请医生诊治。

二、小儿厌食

小儿厌食多见于2～5岁的儿童，主要表现为食欲减退，甚至拒食或进食后食物停滞在胃肠道不能消化，而出现腹胀饱满、腹痛、呕吐，大便腥臭，或稀或干。究其原因，一是喂养不当。父母为了保证小儿营养充足，肆意滋补肥甘厚味，或纵其所好，任意给予零食或偏食，或饮食失节，饥饱无度，以致损伤脾胃。二是病后失调。小儿易感外邪，若调理不当，也可使脾胃气阴不足，受纳功能失调，从而产生厌食。

【饮食疗法】••••••••••••••••••••••••••••••••

神曲粳米粥
材料：神曲10 ~ 15g，粳米适量。
制法：先将神曲捣碎，煎药取汁后，滤去渣，然后放入粳米煮稀粥。
用法：常食。
功效：本方具有健脾养胃的功效，适宜于脾失健运所导致的厌食症。

莲栀梨汁粥
材料：莲子15g，栀子、陈皮各6g，鸡内金10g，梨1个，大米50g，砂糖15g。
制法：先将鸡内金研为细末，梨捣烂取汁。将莲子、栀子、陈皮放入沙锅中煎取浓汁，然后去渣，放入大米、鸡内金、砂糖、梨汁煮粥。
用法：代早餐食用，连食5 ~ 7天。
功效：本方具有助消化、增食欲、清暑热、利尿等功效，适宜于小儿厌食症患者。

扁豆枣肉糕
材料：白扁豆、薏苡仁、山药、芡实、莲子各100g，大枣肉200g，糯米粉1000g，白糖250g。
制法：将前6味焙干研成细末，与糯米粉、白糖和匀，蒸糕。
用法：每天3次，每次30 ~ 60g，做点心食。
功效：本方具有健脾胃、增食欲、补体虚的功效，适宜小儿厌食症。

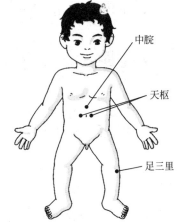

中脘

天枢

足三里

中脘：位于上腹部，身体前正中线上，脐上4寸处
天枢：位于腹部脐中旁开2寸处
足三里：位于小腿前侧，外膝眼下3寸处

【按摩疗法】••••••••••••••••••••••••••••••••

按摩时可按以下步骤操作。
① 分别点揉中脘、天枢穴1min。
② 顺、逆时针各摩脘腹3min。
③ 从中脘穴向两侧分推100次，按揉足三里1min。
④ 捏脊，反复10 ~ 15遍。

【中草药疗法】••••••••••••••••••••••••••••••

淮曲茯苓散
材料：淮山药200g，茯苓100g，酒糟曲150g，丁香20g。
用法：上药研细末，过筛。饭后温水送服，每天3次，每次15g。

功效：适宜于小儿厌食症。

大黄甘草散

材料：大黄、甘草按4：1量，蜂蜜适量。

用法：将大黄、甘草研末。每次取0.5g调以蜂蜜服，每天3次，连服2天。

功效：适宜于小儿厌食症。

麦冬蜜膏

材料：鲜麦冬500g，白蜜适量。

用法：将鲜麦冬捣汁，加入白蜜，隔水加热至饴糖状。每次服2～3匙，用温酒或白开水化服。

功效：适用于小儿体虚所致之厌食。

【生活调养】•••

① 家长要按照科学进食的原则来调节饮食，这是防治小儿厌食的重要方法，要纠正小儿的偏食习惯，禁止饭前吃零食和糖果，定时进食。

② 避免精神刺激，生活有序，保持正常的起居。

③ 如果疾病后出现厌食，要及时到医院进行检查，查明原因以做针对性治疗。

三 小儿腹泻

小儿腹泻又称消化不良，是脾胃功能失调而导致的一种消化道疾病。本病四季皆可发生，夏秋季较为多见。多发生于2岁以下的婴幼儿。发病后易损耗气阴，重症者可出现危险病变。迁延日久，常导致小儿营养不良、生长发育迟缓、疳积等症。本病相当于现代医学的婴幼儿消化不良、脂肪泻、肠吸收不良综合征、病毒性肠炎等病症。中医认为小儿脾胃薄弱，凡喂养不当，饥饱无度，饮食生冷或不洁，或外感风寒，过热或受凉，均可导致脾胃运化失调，从而引起腹泻。其主要症状是大便次数增多，粪便溏薄，甚至稀如水样，常伴腹部胀痛、恶心呕吐、发热、食欲不振、消瘦等症状。

【饮食疗法】•••

小儿腹泻时首先不要控制饮食，应该继续母乳或牛奶喂养，可配合食用粥、面条等容易消化的食物。最主要的原则是给小儿口服足够的液体，以预防或治疗脱水。不要喝白水，因为它不含有电解质，达不到补液的目的。

山药芡实糕

材料：淮山药100g，芡实50g，陈皮10g，红枣250g，白糖20g。

制法：将前3味烘干后共研成粉末和匀；红枣250g去核，捣成枣泥，与山药、芡实、陈皮粉及白糖揉和在一起，做成糕块（每块约15g），上笼蒸熟即成。

用法：早、晚各吃1块，可在进餐时吃，亦可当点心加餐吃。

功效：健脾止泻。治脾虚泄泻、久泻不止。

【按摩疗法】

取脾俞、胃俞、大肠俞进行治疗。按揉脾俞、胃俞、大肠俞各1min。也可以让患儿仰卧，家长用一手掌面沿逆时针方向揉摩腹部，约15min。

【中草药疗法】

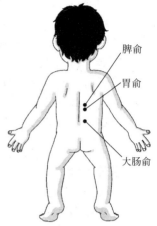

麦曲消食液

材料：麦芽30g，神曲15g，焦山楂30g。

制法：以上3味共研成粉，做成饼，在柴火炭中烧成焦黄色，捣碎放入杯中，冲入开水，搅烂搅匀，澄清，取上清液，加少许红糖调味即成。

用法：分3次饮服。

功效：消食止泻。

脾俞：在第十一胸椎棘突下，
　　　督脉旁开1.5寸处
胃俞：在第十二胸椎棘突下，
　　　督脉旁开1.5寸处
大肠俞：在第四腰椎棘突下，
　　　　腰阳关旁开1.5寸处

【生活调养】

① 要注意孩子的饮食，不要过食生冷食品，不要暴饮暴食。同时，冰镇食品不要与大量油腻食品搭配食用，吃水果也要适可而止。

② 饮食应以清淡、营养、易消化为主，不可盲目补充大量的鱼虾肉而忽略了维生素的供给。大量高蛋白饮食，使胃排空减慢，容易引起消化功能紊乱。

③ 本病按摩治疗有效，但不排除其他疗法，特别是有感染因素的患者，可同时应用抗生素等药物，如出现脱水和中毒症状时，更应及时静脉输液等。

④ 在按摩过程中，应注意护理。喂养要定时定量，不吃不洁食物，注意保护腹部，勿使受凉，每次便后用温水洗净肛门，勤换尿布。

（四）小儿疳积

疳积是指小儿脾胃虚损，运化失宜，长期吸收障碍所致的营养不良性疾病，属中医"疳证"范畴，是儿科的四大难证之一。多发于3岁左右的婴幼儿，临床上可见不同程度的形体干枯羸瘦、头发稀疏、精神疲乏、腹部胀大、饮食异常等。

【饮食疗法】

在饮食上要纠正喂养缺点，如喂养不规则和不按时增加辅食、偏食等应及时纠正。如母乳不足，应以牛奶、羊奶及代用品混合喂养。对于已经添加辅食的幼儿应选择适合患儿的易消化、高热量、高蛋白、低脂肪、含足量维生素的饮食。重度患儿对食物耐受性差，初起增加食物品种时，应力求简单，先稀后干，先少后多。

山药米粥

材料：干山药片100g，大米或小黄米（又叫谷子、粟米）100g，白糖适量。

做法：将大米或小黄米淘洗干净，与山药片一起碾碎，放入锅中，加水适量，熬成粥，加白糖搅匀即可。

用法：随量食用。

功效：调补脾胃，滋阴养液。主治小儿积食不消，吃饭不香，体重减轻，面黄肌瘦。

白萝卜粥

材料：白萝卜1个，大米50g，红糖适量。

做法：白萝卜、大米分别洗净。萝卜切片，先煮30min，然后加入大米同煮（不吃萝卜者可捞出萝卜后再加米）。煮至米烂汤稠时，加入适量红糖，煮沸即可。

用法：早、晚代粥食。

功效：开胸顺气，健胃和脾。适用于小儿腹胀、消化不良等。

【按摩疗法】 •

①让患儿取俯卧位，家长立于其旁，用手沿其脊柱两侧膀胱经路线自下而上反复揉按3~5遍，重点揉按脾俞、胃俞、三焦俞、长强至大椎，捏脊以皮肤发红为度。

②让患儿取仰卧位，家长摩揉胁肋，拿揉腹部，按揉中脘、天枢、神阙、气海（丹田）等穴，然后揉按下肢脾、胃经路线，重点按揉足三里、梁丘、三阴交。

注意：如果小儿积滞伤脾，可重点按揉中脘、足三里。如果积滞日久化热，则点按肾俞、涌泉。脾胃虚寒者搓命门，揉神阙、丹田，推三关。

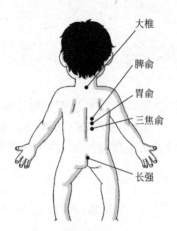

大椎：位于人体后正中线上，第七颈椎棘突下凹
　　　陷处
脾俞：在第十一胸椎棘突下，督脉旁开1.5寸处
胃俞：在第十二胸椎棘突下，督脉旁开1.5寸处
三焦俞：第一腰椎棘突下，悬枢旁开1.5寸处
长强：位于尾骨尖端与肛门连线的中点处

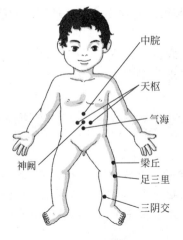

神阙：位于腹部脐中央
中脘：位于上腹部，身体前正中线上，脐上4寸处
天枢：位于腹部，脐中旁开2寸处
气海：位于腹部，身体正中线，脐下1.5寸处
梁丘：位于膝盖骨上2寸处
足三里：位于小腿前侧，外膝眼下3寸处
三阴交：位于胫骨内侧缘后方，内脚踝突出处向上3寸
　　　　处，左右各一

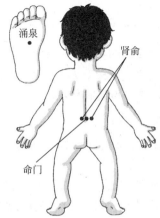

涌泉：涌泉穴位于足底部，蜷足时足前部的
　　　　陷处，左右各一
命门：位于腰部，身体后正中线上，第二腰
　　　　椎棘突下凹陷处
肾俞：在第二腰椎棘突下，命门旁开1.5寸处

【中草药疗法】 •

天竹叶茶

材料：天竹叶3～6g。

用法：煎水代茶饮。

功效：解热，健胃，利湿，强筋。

二根麦萝茶

材料：铁扫帚根、胡颓子根各500g（共用蜜炙），麦芽、枯萝卜（结籽后地下的老根萝卜）各10g。

用法：将上述4味共制成粗末，煎水代茶频饮。

功效：清热，健脾。

【生活调养】 •

① 保持室内空气流通、清洁，患儿室内温度要适宜，并经常接触阳光。

② 冬季注意保暖，护理时要细心。对重症患儿，要密切观察其体温、呼吸、脉搏等，若有异常应及时就医。

③ 治疗期间，要注意忌口，如蚕豆、花生、黄豆、玉米、肥肉等。

④ 经常保持口腔与皮肤卫生，勤换尿布、衣服，勤洗澡。

五、小儿贫血

小儿贫血也是一种小儿常见病，多发于6个月至3岁的婴幼儿。中医认为，小儿脾胃运化功能较弱，多食则伤胃，过饥则伤脾，水谷精微无从运化，气血津液不能化生，进而形成贫血。此外，有时虽然小儿进食充足，但脾胃消化吸收功能很弱，也会造成贫血。

【饮食疗法】

小儿贫血多由缺铁引起，因此在给小儿扩充辅食时应多吃一些含铁量高且易吸收的食物，如动物肝脏、瘦肉、鱼肉、鸡蛋黄等。此外，再加一些富含维生素C的食物，如橘子、橙子、番茄、猕猴桃等以促进铁的吸收利用。

杏仁苹果豆腐羹
材料：豆腐3块，杏仁24粒，苹果1个，冬菇4只，食盐、菜油、糖、味精、淀粉各适量。

制法：① 将豆腐洗净，切小块，置水中泡一下捞出；冬菇洗净，切碎，搅成蓉，和豆腐煮至滚开，加食用盐、菜油、糖，用淀粉同调成芡汁，制成豆腐羹。

② 杏仁用温水泡一下，去皮；苹果去皮切粒，同搅成蓉。

③ 豆腐羹冷却后，加上杏仁、苹果糊、味精拌匀，即成杏仁苹果豆腐羹。

用法：随量食用。

功效：此羹富含蛋白质和铁，可提高婴幼儿免疫力，防止贫血。

鸡汁粥
材料：母鸡1只（约重1000g），粳米60g。

制法：母鸡宰杀，去内脏，剖洗干净，放入锅中加水，煎煮出鸡汁；然后以原汁鸡汤分次同粳米煮粥。煮粥时先用旺火煮，再改用文火煮至米熟烂即可。

用法：随量食用。

功效：鸡肉味甘、微温，能温中补脾、益气养血、补肾益精。鸡煎汤汁同粳米煮粥，可治年幼体弱、气血不足、营养不良等症。

【按摩疗法】

① 用手指掐揉患儿神门、大陵，反复操作5min。

② 用手指点揉患儿阳谷和足三里，反复点揉3min。

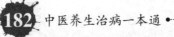

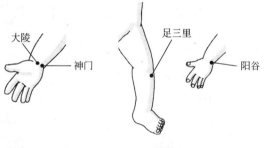

大陵：位于腕掌横纹中点处，左右各一
神门：手腕横纹与小指侧手腕关节处硬筋的
　　　交会处即是，左右各一
足三里：位于小腿前侧，外膝眼下3寸处
阳谷：取穴时俯掌，在三角骨后缘，赤白肉
　　　际上，在豌豆骨与尺骨茎突之间取穴

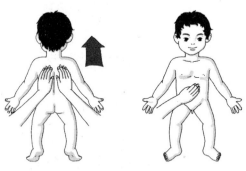

③ 两手沿患儿脊柱两旁自下而上捏拿患儿肌肤，两手交替，边捏拿边向上推进，自尾骶部开始，捏拿至枕颈部，反复操作3～5遍。

④ 用单手四指螺纹面绕患儿肚脐周围做顺时针摩腹5min。

上述方法每次反复操作两遍，每日两次。

【中草药疗法】

补血灵糖浆

材料：制何首乌30g，鸡血藤30g，熟地黄30g，当归30g，炒白术27g，炒谷芽30g，炒麦芽30g，陈皮18g，五味子18g，大枣15枚。

用法：上药加水浓煎成500ml，加白糖及防腐剂适量，装瓶。1岁以内每次10～15ml，1～3岁20～30ml，4～6岁30～40ml，每日3次，温开水送服。

功效：补气生血，健脾和胃。适用于喂养不当，脾胃虚弱，受纳运化失司，气血生化不足的患儿。

【生活调养】

① 提倡用铁制炊具如铁锅、铁铲来烹调食物以增加铁的吸收。

② 幼儿时期的许多疾病，如消化不良、长期腹泻、肠道寄生虫病等，都会引发贫血。因此，对于这些疾病的及时治疗，也是预防小儿贫血的积极措施。

中医养生治病一本通

中老年常见病症疗养

 糖尿病

　　糖尿病是由于体内胰岛素绝对或相对不足而引起的以糖代谢紊乱为主的全身性疾病。本病的典型临床表现为多饮、多尿、多食，此外可伴见皮肤瘙痒、易生痛疖等。长期发展可影响脏器功能，从而引起多种并发症。糖尿病属中医"消渴"病范畴。中医认为引起本病的原因主要有素体阴虚、饮食不节，或情志失调、劳欲过度等，以致肺燥胃热，肾阴亏损，发为消渴。临床根据症状辨证分为燥火伤肺、胃燥津伤、肝肾阴虚、阴阳两虚等证型。

【饮食疗法】

　　糖尿病患者的食物成分应合理，碳水化合物以非精制、富含可溶性维生素为好，占食物总热量的50% ~ 65%，脂肪占食物总热量的15% ~ 20%（多不饱和脂肪酸与饱和脂肪酸比例大于1.5），蛋白质占食物总热量的10% ~ 15%，多吃蔬菜。

菠菜银耳汤
材料：菠菜根100g，银耳10g。
制法：菠菜根洗净，银耳发泡，共煎汤服食。

用法：每日1～2次，佐餐食用，可连服3～4周。

功效：滋阴润燥，生津止渴。适用于糖尿病之口渴或大便干燥等。

黑豆主食餐

材料：黑豆5000g。

制法：将黑豆碾成细面，用之做成烙饼、面条、糕点、馒头等。

用法：每日三餐作为主食，用量不限，吃好、吃饱即可。

功效：补肾健脾，滋阴止渴，利水消肿，安和五脏。糖尿病患者可经常食用。

淮山薏米粥

材料：小米100g，薏苡仁（薏米）、淮山药各30g，莲子15g，枣（干）10g，白糖适量。

制法：将各种材料清洗干净；把淮山药、薏苡仁、莲子、枣与小米一起放入清水锅中，煮成粥状；粥熟后，加少许白糖拌匀即可食用。

用法：每日2次，空腹食用。

功效：补肾养胃，生津止渴，健脾润肺。糖尿病患者可经常食用。

【按摩疗法】 ·····················

按摩胃俞、肾俞和双足三里可治疗糖尿病。按摩时，患者取俯卧位，按摩胃俞、肾俞，然后坐在椅子上自己按摩双足三里。每个穴位按摩10min左右，每天3次。按摩以局部有酸或麻、胀的感觉为度。

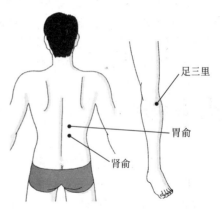

足三里：位于小腿前侧，外膝眼下3寸处
胃俞：在第十二胸椎棘突下，督脉旁开1.5寸处
肾俞：在第二腰椎棘突下，命门旁开1.5寸处

【中草药疗法】 ·····················

止消渴速溶饮

材料：鲜冬瓜皮、西瓜皮各1000g，瓜蒌根250g，白糖500g。

制法：鲜冬瓜皮、西瓜皮削去外层硬皮，切成薄片，瓜蒌根捣碎，先以冷水泡透后同放入锅内，加水适量，煮1h，去渣，再以小火继续煎煮浓缩，至较稠黏将要干锅时停火，待温，加入干燥的白糖粉，把煎液吸净，拌匀，晒干，压碎，装瓶备用。

用法：每日数次，每次10g，以沸水冲化，频频代茶饮服。

功效：清热生津止渴。

菟丝子丸

材料：菟丝子适量。

用法：将菟丝子择洗干净，用酒浸泡3天后滤干，趁湿润时将菟丝子捣碎，然后焙干，再研成细末，炼蜜为梧桐子大小的丸，或用胶囊灌好。每日2～3

次，每次5～10g，于饭前服用。

功效：适用于上消饮水不止的糖尿病患者。

二黄生地天花粉

材料：生黄芪、黄精、太子参、生地黄各9g，天花粉6g。

用法：将上述原料共研为末，每日3次，每次14g，温水冲服。

功效：适用于气阴两虚型糖尿病。

【生活调养】 ••

①糖尿病虽存在一定的遗传因素，但关键是生活因素和环境因素的影响。热量摄入过度、营养过剩、肥胖、缺少运动是其发病的重要原因。热量摄入适当，低盐、低糖、低脂、高纤维、维生素充足是最佳的饮食配伍。

②定期测量血糖，以尽早发现无症状性糖尿病。应将血糖测定列入中老年常规体检项目，即使一次正常，仍要定期测定。凡有糖尿病的蛛丝马迹，如皮肤感觉异常、性功能减退、视力不佳、多尿、白内障等，更要及时测定和鉴别，以期尽早诊断，争得早期治疗的宝贵时间。

③糖尿病病人很容易并发其他慢性病，多因并发症而危及生命。因此，要对糖尿病慢性合并症加强监测，做到早期发现、早期预防，到了晚期，疗效往往不佳。早期诊断和早期治疗常可预防并发症的发生，使病人能过上接近正常人的生活。

高血压

高血压是指以持续性动脉血压增高为主的一种全身性慢性血管性疾病，可引起血管、心、脑、肾等器官的功能性或器质性改变。高血压发病率随年龄增加而增高。早期常无典型症状，或仅表现为头晕、头痛、失眠、记忆力减退、乏力、烦闷。随着病情的发展，可出现心、脑、肾等重要脏器的损害，如高血压性心脏病、高血压性脑病、高血压性肾病等。中医认为，本病的发生常与情志失调、饮食不节、内伤虚损等因素有关。临床辨证其主要分为肝火上炎型、肝阳上亢型、气血亏虚型、肾精不足型、痰浊中阻型等证型。

【饮食疗法】 ••

高血压患者应遵守低盐、低脂、低热量的饮食原则，并注意饮食结构的合理搭配，可常吃豆腐及豆制品、瘦肉、鱼、鸡等优质蛋白质，如高血压患者不伴发高脂血症，则每日可食1个鸡蛋。同时，饮食不宜过饱、过快，忌烟、酒等。

鲜芹菜汁

材料：鲜芹菜250g。

制法：将鲜芹菜洗净，用沸水烫2min，切碎绞汁。

用法：每次服100ml，每日2次。

功效：平肝镇静，降压利尿。

山楂粥

材料：山楂30 ~ 40g，粳米100g，砂糖10g。

制法：先将山楂洗净，放入沙锅煎取浓汁，去渣，然后将淘洗干净的粳米及砂糖放入锅内，煮成粥即可。

用法：可当点心服食，不宜空腹，7 ~ 10天为1个疗程。

功效：健脾和胃，消食化积，散除瘀血。适用于高血压、心绞痛、冠心病、高脂血症，以及食积、腹痛、腹泻等。

【按摩疗法】

取涌泉进行治疗。患者坐位，用两手拇指指腹自涌泉推至足根，局部出现热感后终止操作，每日1 ~ 2次。

涌泉

涌泉：位于足底部，蜷足时足前部的凹陷处，左右各一

【中草药疗法】

菊花乌龙茶

材料：杭菊花10g，乌龙茶3g。

制法：将杭菊花、乌龙茶用沸水冲泡，代茶饮。

用法：日常可随时饮用。

功效：平肝潜阳，清利头目。

菊花生地杞根酒

材料：菊花、生地黄、枸杞根各1000g，糯米饭2500g，大曲适量。

用法：将菊花、生地黄、枸杞根一同捣碎，取水10000g煮至5000g，取汁再煮糯米饭2500g。然后，加入细碎的大曲，拌匀，入缸密封，待澄清后即可。每日3次，每次一小杯。

功效：壮筋补髓，益寿延年。适用于高血压、糖尿病、动脉硬化患者。

【生活调养】

① 降低摄盐量。对于老年高血压患者，每日摄盐量应限制在4g左右，这对降低和稳定血压大有裨益，对有些患者来说，摄盐量还可以再低些。

② 适量运动。运动可以控制体重、降低血脂、促进机体代谢，还能产生明显的降压效果，是高血压患者非药物治疗的重要组成部分。最好是做到有氧运动，如散步、慢跑、太极拳、骑自行车和游泳都是具有降压效果的有氧运动方式。

③ 注意劳逸结合。要想防治高血压带来的危害，最主要的环节还在于早期预防，预防是处理高血压最有效的方法。

④ 保持心理平衡。高血压患者的心理表现是紧张、易怒、情绪不稳，而这些又是血压升高的诱因。患者可通过改变自己的行为方式，培养对自然环境和社会的良好适应能力，避免情绪激动及过度紧张、焦虑，遇事要冷静、沉着。

三、高血脂

血脂主要是指血清中的胆固醇和甘油三酯。无论是胆固醇含量增高，还是甘油三酯的含量增高，或是两者皆增高，统称为高脂血症。中医认为，血脂增高现象的发生，主要与痰浊形成、阻滞经脉，或血瘀不行、脉络受阻有关。而痰浊、瘀血的形成和发展，又与脾、肾、肝、心等脏器功能失调相互影响，关系密切。例如，肾阴虚可导致肝火旺、肝阳上亢，而肝火煎炼津液可导致痰热胶结；又如肝气郁滞，则影响脾的运化功能，水湿不能正常运行，从而聚湿生痰；又如嗜食肥甘或醇酒乳酪，则使脾运不健，内生痰浊郁热，以上均可形成高脂血症。

【饮食疗法】

高血脂患者应节制主食，体重超重或肥胖者尤应注意节制，尤其是忌食纯糖食品及甜食。同时，控制动物肝脏及其他内脏的摄入量，对动物脑、蟹黄、鱼子等要严格限制摄入；可多食鱼类（尤其是海产鱼类）、大豆及豆制品、禽肉、瘦肉等能提供优质蛋白，而饱和脂肪酸、胆固醇含量较低的食物，多食蔬菜、水果、粗粮等，保证适量食物纤维、维生素、无机盐的摄入。

绿豆萝卜灌藕
材料：藕4节，绿豆200g，胡萝卜125g，白糖适量。

制法：先将绿豆洗净浸泡30min后滤干，再将胡萝卜洗净切碎捣泥，将白糖与此二物调匀待用。藕洗净后用刀切开靠近藕节的一端，切下部分留作盖，将和匀的绿豆萝卜泥塞入藕洞内，塞满为止，并将切下部分盖在原处。再用竹签插牢，上锅隔水蒸熟即可。

用法：当点心食用，连服5～7天为1个疗程。

功效：健脾补虚，降低血脂。

双耳炒豆腐
材料：黑木耳15g，鲜豆腐350g，银耳15g，肉汤、豆腐乳、胡椒粉、香菜、油、食盐、味精各适量。

制法：将黑木耳、银耳用清水泡发，洗净，在油锅中略炒；香菜择洗干净，切碎。豆腐洗净，切成小方块，入油锅与豆腐乳共同煎炒，然后下入黑木耳、银耳、肉汤、香菜、胡椒粉、食盐及味精，煮透即可。

用法：佐餐食用。

功效：滋血补气，降血脂。

【按摩疗法】 ••••••••••••••••

点揉关元、天枢、中脘进行治疗。患者仰卧，用右手拇指（或左手）从剑突处（两乳头连线中点下）向下沿正中线点揉至耻骨联合处。自上而下共做9次，其中在天枢、中脘、关元处各按揉3～5min。

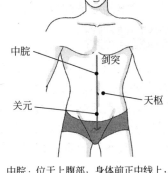

中脘：位于上腹部，身体前正中线上，脐上4寸处

关元：位于下腹部，身体前正中线，脐下3寸处

天枢：位于腹部，脐中旁开2寸处

【中草药疗法】 ••••••••••••••••

杜仲茶

材料：杜仲叶5g，优质乌龙茶5g。

制法：用开水冲泡，加盖5min后饮用。

用法：每日1次。

功效：补肝肾，强筋骨，降压。

降脂汤

材料：桑寄生18g，制何首乌20g，制黄精20g。

制法：将上述3味药材以水煎煮，取汁即可。

用法：每日1剂。15天为1个疗程。

功效：适用于高血脂所致头晕目眩、心悸气短、心前区疼痛等。

【生活调养】 ••••••••••••••••

①控制高脂肪饮食，合理分配一天的总热量，严格选择胆固醇含量低的食品，如蔬菜、豆制品、瘦肉、海蜇等；控制高胆固醇食物的摄入，如蛋黄、动物内脏、鱼子和脑。少吃煎炸食品，适量摄入富含不饱和脂肪酸的食物。

②加强对血脂有影响的因素的控制。注意肥胖性遗传，有计划地减肥，保持正常体重。

③改善生活方式。加强体育锻炼，增加总胆固醇的分解，降低血清甘油三酯水平。

④注意其他疾病的检查。发现血脂异常，应检查血糖、肝肾功能和心脑血管疾病的相关内容，尽可能确定有无促发血脂异常的其他疾病，为治疗打好基础。

四 颈椎病

颈椎病又称颈椎综合征，多发于中老年人。中医认为，人过中年后，肝肾之气逐渐衰退，精血亏虚，筋骨失养，致使骨质日渐疏松。再加上日常生活中，颈椎部位反复劳损，风寒湿邪乘虚而入，引起颈部及周围肌肉韧带僵硬、肥厚钙化、颈椎间盘萎缩退化等病变，进而导致颈椎骨质增生、椎间盘突出等。

【饮食疗法】

颈椎病食疗除遵循一般饮食原则，如搭配合理、营养均衡、饮食有节、饥饱有度外，还要辨证进食。如风寒湿痹阻者可食葛根、狗肝菜、干姜、樱桃；气滞血瘀者可食用蛇肉、黄鳝，适量饮酒；痰湿阻络者可食梨、扁豆、赤小豆；肝肾不足者可食黑豆、香菇、黑芝麻、枸杞子、狗肉、羊肉、鱼虾、韭菜；气血亏虚者可食红枣、黑枣、葡萄、桂圆肉、阿胶等。

葛根赤小豆粥

材料：葛根15g，赤小豆20g，粳米30g。

制法：将葛根水煎，去渣取汁；赤小豆拣出杂志；粳米淘洗干净，与赤小豆、葛根汁共煮为粥即可。

用法：酌量温热服食。

功效：适用于颈项僵硬者。

枸杞牛肉粥

材料：黄牛肉丁50g，糯米100g，枸杞子20g。

制法：将黄牛肉丁与淘洗干净的粳米一同煮成粥，至粥将熟时，放入枸杞子，然后再共煮至粥熟，加调味品调味即可。

用法：随量食用。

功效：适用于颈项不利、下肢痿软者。

【按摩疗法】

从后发际到颈肩处，用手上下提捏后颈部肌肉3～5min，左右手轮换做，并配合做前后转肩1～2min，慢速左右转动头部1～2min，可放松颈肩部肌肉以改善颈部血液循环，防治颈椎病。

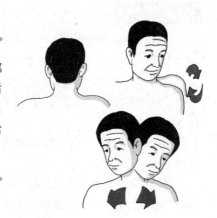

【中草药疗法】

半夏陈皮茯苓煎

材料：姜半夏6g，陈皮10g，茯苓12g，炙甘草10g。

制法：加水适量，煎半小时后去渣取汁。

用法：每日1剂，分早晚2次服。

功效：理气化痰，通经活络。适用于痰湿凝阻、经络瘀滞型颈椎病患者。

白芍木瓜血藤煎

材料：白芍30g，木瓜13g，鸡血藤15g，葛根、甘草各10g。

制法：加水适量，煎半小时后去渣取汁。

用法：每日1剂，分早晚2次服。

功效：活血，化瘀，通络。适用于颈椎病患者。

【生活调养】

① 颈椎病急性发作期或病情严重者要注意卧床休息，但时间不宜过长，以免发生组织粘连、肌肉萎缩、关节粘连等，阻碍颈椎病的恢复。

② 颈椎病患者无论是睡眠、休息还是学习、工作，乃至日常的一举一动，都要注意颈部的保护，以免加重病情或引发其他意外。

③ 对于反复发作颈性眩晕者，应减少单独外出，且避免攀高或危险动作。

④ 颈椎病患者要注意气候变化，避免感冒、着凉等，以免对康复不利；同时，要注意戒烟戒酒，少喝浓茶、浓咖啡等。

⑤ 颈椎病是一种容易复发的疾病，因此即使已经康复，也不可放松警惕，应时刻注意防范，以免复发。

⑥ 颈椎病患者应进行颈部功能锻炼，特别是伸颈动作，既可使颈椎关节保持一定的活动范围，避免周围软组织退化僵硬，又可使颈部肌肉发达，增加支撑力，避免肌肉劳损萎缩。

五　哮喘

哮喘是一种过敏反应引起的气道慢性炎症，以喘息哮鸣、呼吸困难、咳嗽咳痰为主要症状。寒冷季节发作或加重，夏天或春暖时缓解。中医认为本病的发生和发展，与外邪侵袭、肺脾肾三脏功能失调有关。病变主脏在肺，涉及脾、肾，主要病理因素为痰。辨证施治可分为阴虚痰热、痰浊壅肺、寒饮伏肺、肺脾气虚、肺肾气虚等证型。

【饮食疗法】

由于哮喘患者大多体质差、消瘦，因此应补充足够的蛋白质，如瘦肉、鸡蛋、牛奶、大豆及豆制品，但应少吃虾、蟹、咸鱼、牛奶等食物，以防过敏。同时，哮喘病热量消耗大，所以哮喘病患者在饮食上应多补充热量，如米、面等。还要注意多吃富含维生素和矿物质的食物，常吃新鲜绿叶蔬菜，如萝卜、丝瓜、南瓜、刀豆等，还有新鲜水果，如梨、橘子、枇杷等，以增强抵抗力。饮食要清淡，忌食滋腻厚味煎炸之品。

杏仁蒸鸭

材料：杏仁15g，白鸭500g，绍酒50g，鸡油精20g，清汤适量，调料适量。

制法：白鸭加杏仁、绍酒、鸡油精、清汤蒸煮，并加调料适量，蒸熟即可。

用法：佐餐食。

功效：止咳定喘，祛痰温肺。

珠玉二宝粥

材料：生山药、薏苡仁各60g，柿霜饼24g。

制法：先将山药、薏苡仁捣烂煮至烂熟，再将柿霜饼切碎加入共煮15min。

用法：分数次服用。

功效：健脾益肺。适用于肺脾气虚型哮喘。症见气短息促，声低息微，动则喘甚，伴面色无华，自汗，舌淡有齿痕，脉细弱者。

【按摩疗法】 ••

哮喘按摩方法：①患者俯卧，先在脊柱两侧按摩，反复3遍；然后再自上而下做揉、推摩各3遍，接着按揉两侧肺俞、脾俞、肾俞等穴。②患者仰卧，用右手擦、揉胸部，反复多遍；按揉膻中、中府。③依次按揉风池、鱼际、迎香、合谷等穴。

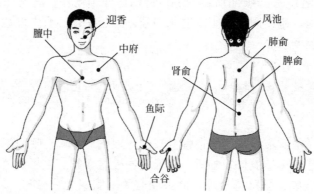

膻中：位于两乳连线与身体前正中线的交点处
迎香：位于面部，鼻翼外缘中点旁，鼻唇沟中
中府：位于乳头外侧2寸，再向上3根肋骨的位置
风池：在项后，与风府（督脉）相平，当胸锁乳突肌与斜方肌上端之间的凹陷中
肺俞：在第三胸椎棘突下，身柱（督脉）旁开1.5寸处
脾俞：在第十一胸椎棘突下，脊中（督脉）旁开1.5寸处
肾俞：在第二腰椎棘突下，命门（督脉）旁开1.5寸处
鱼际：鱼际左右各一，分别位于第一掌指关节后凹陷处，大约在第一掌骨中点的桡侧，赤白肉际处
合谷：在手背，第一、第二掌骨之间，平第二掌骨中点处

【中草药疗法】 ••

白及冰糖燕窝

材料：燕窝10g，白及15g，冰糖适量。

用法：燕窝与白及同放瓦锅内，加水适量，隔水蒸炖至极烂，去渣，加冰糖适量，再炖片刻即可。每日服1～2次。

功效：滋阴润肺，止咳止血。

核桃补骨饴

材料：核桃仁1000g，补骨脂500g，蜂蜜适量。

用法：将核桃仁研细，补骨脂研为末，蜜调如饴。晨起用酒或温开水调服一大匙。

功效：适用于肺虚久嗽、气喘、便秘，以及病后虚弱等。

【生活调养】••

① 建立合理的生活制度和饮食制度。保证良好的睡眠，不要过分疲劳，避免情绪紧张波动。

② 运动性哮喘患者应避免剧烈运动，但适宜的体格锻炼还是需要的，以增强体质，提高抗病能力，积极预防和减少感冒的发生，对于哮喘患者来说，这是很重要的

③ 调畅情绪。稳定的精神情绪对哮喘有一定的预防作用。因此，患者要增强战胜疾病的信心，消除紧张心理，避免不良精神刺激。参加文体活动可调整紧张情绪，对哮喘也有良好的作用。

 脱发

脱发是指头发脱落的现象，有生理性脱发及病理性脱发之分。生理性脱发指头发的正常脱落。病理性脱发是指头发异常或过度脱落，其原因很多。脱发多是由于气血不足，无法上荣于头所致，《诸病源候论》记载："血盛则带于发，故发美；若血气衰弱，不能荣润，故发秃落。"通常可将脱发分为4型，即血热生风型、血瘀毛窍型、气血两虚型、肝肾不足型。血热生风型多血行壅聚，以致伤阴损津，血枯脱发；血瘀毛窍型多内积瘀血，毛窍不通，毛发不得营养以致脱发；气血两虚型多气血亏损，无法滋养头发，故脱发；肝肾不足型多阴虚内热，耗伤津液，以致脱发。

【饮食疗法】••

历代养生家提倡"五谷为充，五果为养"，并指出五谷有补肾之功效，肾气盛则头发多，因此，脱发者应注重五谷杂粮与蔬菜水果的食用。尤其是某些正餐只顾喝酒、吃肉的人，更应该减少油腻食品和酒的摄入。此外，脱发者还应适当增加芝麻、核桃、桂圆、大枣等益肾养血、生发护发的食物。

核桃芝麻粥

材料：核桃仁200g，芝麻、粳米各100g。

做法：将核桃仁及芝麻各研末，备用。粳米加水煮粥至七成熟，再加入核桃

仁、芝麻末，煮熟即可。

用法：每日分 1 ~ 2次食用。

功效：润泽肌肤，滋养头发。对改善头发干燥、易断等不良状况有显著作用。

何首乌煮鸡蛋

材料：制何首乌 100g，鸡蛋2个，葱、姜、盐、料酒各适量。

做法：制何首乌洗净后切长条，用水浸泡 15min，放入鸡蛋，再加入适量的葱、姜、盐、料酒等，武火烧沸、文火煮至蛋熟。将蛋取出用凉水浸一下，剥去蛋壳，再于锅内煮2 ~ 3min即可。

用法：吃蛋喝汤，每日1次。

功效：具有明显的补肝肾、益精血、强筋骨、乌发、安神、止汗等功效。

【按摩疗法】

① 按压百会：可采用按压的手法，用拇指指腹对百会进行力度适中的刺激，如患者在按摩过程中出现头晕症状，则应减轻力度。

② 点揉风府：可采用点揉的手法，用拇指指端于风府周围顺时针点揉旋转5次，在点揉过程中应向上用力，可使按摩效果更好。

③ 点揉太阳：可采用点揉的手法，以中指指尖点按太阳，力度由轻而重，可根据患者的舒适感调整用力的大小。

④ 点按四神聪：可采用点按法，用双手拇指指腹对四神聪进行点按，通常按照先点按左、右神聪，后点按前、后神聪的顺序进行按摩。

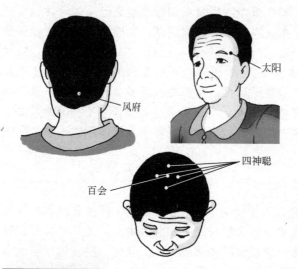

风府：位于后发际直向上1寸，枕外隆凸直下方，两侧斜方肌之间的凹陷中

太阳：位于眉梢与目外眦之间，向后约一横指的凹陷处

百会：位于头顶正中线与两耳尖连线的交点处

四神聪：位于头顶部，当百会前后左右各1寸处各一个

【中草药疗法】

黄芪饮

材料：黄芪60g。

用法：以水煎服，1日1剂。

功效：本方可治疗脱发，对顽固性斑秃有较好疗效。

柏叶当归丸

材料：侧柏叶240g（焙干），当归（全身）120g。

用法：将以上两药共研为末（忌铁器），以水糊为丸，如梧桐子大。1日2次，每次50～70丸，可用黄酒送服。

功效：本方对脱发有一定的缓解功效。

补益牛膝丸

材料：牛膝、生地黄、枳壳、菟丝子、地骨皮适量。

用法：共研为末，炼蜜或酒煮糊为丸，如梧桐子大。1日1次，每次20～50丸，可用温酒送服。

功效：本方对脱发有一定的治疗作用。

【生活调养】••••••••••••••••••••••••••••••••••••

脱发患者首先应勤洗头发，在洗头过程中需轻轻揉搓，并对头顶穴位进行刺激，同时应避免冷水洗头；其次，应戒烟戒酒，吸烟会阻碍头发的正常生长，而喝酒则会使头皮产生湿气与热气，从而引起头发脱落；焦虑情绪也会引起脱发，故患者还应放松心情，消除压抑。

 七 ## 盗汗

盗汗是指在睡眠过程中汗液自主排泄的现象，因汗液会像盗贼一样悄悄泄出，故称之为盗汗。此病多因心血不足，阴虚内热所致，气虚、阳虚、湿热也会引起盗汗。盗汗以进入睡眠则出现汗出异常状况，而醒后汗泄立刻停止为特征。通常可将盗汗可分为轻型、中型、重型。轻型患者多在入睡较长时间以后，才出现少许汗液的分泌，并无不适感；中型患者多为入睡不久就出现汗液的排泄，醒后汗止，第二次入睡则不会出现盗汗现象；而重型患者一进入睡眠状态就开始出汗，持续时间长，出汗量很大。

【饮食疗法】••••••••••••••••••••••••••••••••••••

盗汗多由阴虚所致，故食疗重在滋阴补益。鸭肉具有滋阴补虚、健脾养胃的功效，盗汗者可适量食用；枸杞子是滋阴补肾、益精补肝的食物，盗汗者可用枸杞子进行食补；银耳可滋阴养胃、生津止渴，有助于阴虚所致盗汗患者的痊愈；梨可清热止渴，有润燥生津之功效，对阴虚引起的盗汗有较好的疗效。适宜于盗汗者食用的食物有小米、麦粉、牛奶、鸡蛋、瘦肉、鱼肉、苹果、甘蔗、香蕉、葡萄、山楂、西瓜等。

麻油腰子汤

材料：猪腰子400g，姜6g，黑麻油10g，江米酒、盐、白砂糖各适量。

制法：猪腰子剖开，剔除臊腺，洗净后切成花，用沸水焯一下，去除血水。在热锅中倒入黑麻油加热，下姜片，加水、江米酒、盐、糖，并放入腰花，翻炒2min即可。

用法：佐餐食用。

功效：和理肾气，通利膀胱，滋阴养血。适用于自汗盗汗患者的调理。

芥末拌肚丝

材料：羊肚300g，蒜黄50g，芝麻酱、味精、香油、盐、酱油、料酒、芥末各适量。

制法：羊肚洗净，煮熟，晾凉，从中间划开切成丝；蒜黄洗净，切段，放入沸水中炒熟，捞出沥干；芥末用开水调稀，与酱油、芝麻酱、料酒、盐、香油和味精兑成浓汁，浇在肚丝和蒜黄上拌匀即可。

用法：佐餐食用。

功效：羊肚具有健脾和胃、益气补虚、固表止汗之功效，适用于虚劳赢瘦、消渴、盗汗以及尿频等。

【按摩疗法】 ●

足底按摩——足底反射区包括甲状旁腺、心脏、脾脏、肾上腺、肾脏、输尿管、膀胱、胃、胰、十二指肠、盲肠（阑尾）、回盲瓣、升结肠、横结肠、降结肠、乙状结肠及直肠、小肠、肛门等反射区。可采用拇指指端点按及食指指间关节点按、擦法、刮法等众多按摩手法对足底反射区进行刺激。

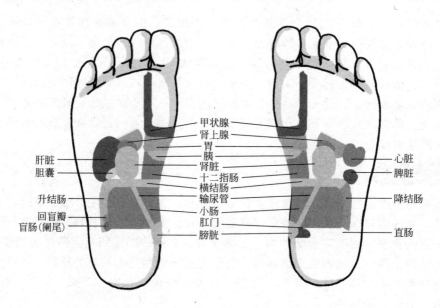

当归牡蛎汤
材料：当归6g，牡蛎12g，生地黄10g，益智仁10g，甘草3g。
用法：将以上原料水煎即可。每日1剂，早晚分服。
功效：滋阴潜阳，涩精止汗。

黄芪党参汤
材料：生黄芪15g，潞党参15g，浮小麦30g，麻黄根24g，知母6g。
用法：将以上原料水煎即可。每日1剂，早晚分服。
功效：益气，固表，止汗。适用于盗汗患者服用。

【生活调养】•••

　　盗汗者首先应忌食煎炸烧烤和辛辣厚味食物，并需戒烟戒酒；其次，盗汗者需注重室温的调节，温度与湿度适宜则有利于盗汗症状的缓解；患者应保持被褥、衣物的清洁与卫生，防止汗液和细菌对皮肤的刺激；如果患者为久病不愈的卧床患者，则更需加强护理，防止褥疮。

八、脑动脉硬化

　　目前，脑动脉硬化已成为老年人死亡的主要原因之一。中医没有"脑动脉硬化"病名，与本病类似的记载散见于眩晕、头痛、健忘、不寐等症。目前对其病因病机也有不同的认识：一是以肾亏衰老、脑髓空虚为本，以脂瘀阻着、脑络不畅为标；二是认为本病主要是心、肝、脾、肾等脏器功能衰减，阴阳失调，气血亏虚，产生痰浊、瘀血等并滞留脑脉，使脑脉血流失畅，脑失濡养，从而产生脑组织功能性和器质性病变。

【饮食疗法】•••

　　对于脑动脉硬化患者应注意饮食清淡，不宜过食肥甘厚味，且应适当补充海产品，如海带、海鱼等。

麦饭石粥
材料：麦饭石100g，大米100g。
制法：先将麦饭石捣成粉粒状，加水浸泡30min，煮沸，用纱布去渣取汁；再将淘洗干净的大米和麦饭石液汁放入锅内，文火煮至米烂成粥。
用法：每日2次，早、晚餐食用。
功效：可健脾和胃、清热祛湿，是脑动脉硬化、高血压等患者的保健膳食。

陈皮炒兔肉

材料：净兔肉500g，陈皮20～25g，花生油、酱油、精盐、料酒、淀粉、葱段、姜丝适量。

制法：① 将陈皮剪成粗颗粒，加适量水文火煎煮约30min，纱布滤取药液，再加水煎煮约20min，滤取药液，两次煎液合并，浓缩至约30ml。

② 兔肉洗净，切大块入开水中烫一下，再切成小长条，置锅中，加适量水及葱段、姜丝、精盐煮熟备用。

③ 将陈皮浓缩液和酱油、淀粉兑成汁；锅内加少许花生油，下葱段、料酒、兔肉翻炒，倒入兑好的汁液拌炒均匀即成。

用法：佐餐食用。

功效：防治脑血栓的形成。

【按摩疗法】●●●●●●●●●●●●●●●●●●●●●●●●●●●●●●●●●●●●●●●

① 患者取坐位，双手拇指分推印堂至太阳，揉眉弓。然后五指分开，沿头正中线分搓，使患者有热感。再以两手捏拿风池、肩井。

② 患者取仰卧位，指揉推患者胸腹正中线、乳头直下及腋中线，往返4～6遍。再用一手按压中脘，一手按压关元，一起一伏，交替缓慢按压数次。

③ 分别点按足三里、三阴交、脾俞及肾俞各0.5min。

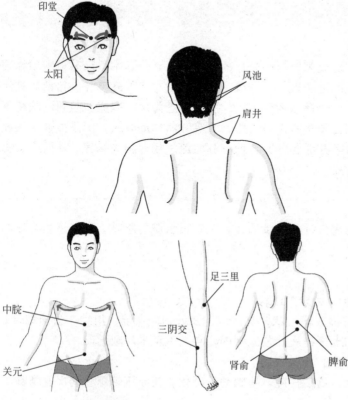

太阳：于眉梢与目外眦之间，向后约一横指的凹陷处

印堂：位于额部两眉头连线中点处

风池：在项后，与风府相平，当胸锁乳突肌与斜方肌上端之间的凹陷中

肩井：在肩上，当大椎与肩峰连线的中点处

中脘：位于上腹部，身体前正中线上，脐上4寸处

关元：位于下腹部，身体前正中线，脐下3寸处

三阴交：位于胫骨内侧缘后方，内脚踝突出处向上3寸处，左右各一

足三里：位于小腿前侧，外膝眼下3寸处

肾俞：在第二腰椎棘突下，命门(督脉)旁开1.5寸处

脾俞：在第十一胸椎棘突下，脊中旁开1.5寸处

【中草药疗法】 ••

四仁饮

材料：柏子仁、松子仁各150g，核桃仁500g，桃仁250g，红糖（或蜂蜜）750g。

用法：前4味各捣如泥，混合在一起，用红糖或蜂蜜调匀即可。每次10g，每日2～3次，开水送下。

功效：主治动脉硬化症，包括脑动脉硬化、冠状动脉硬化和肾动脉硬化。

熟地参饮

材料：熟地黄、石菖蒲、何首乌、枸杞子、虎杖、女贞子各12g，丹参15g，川芎、山楂、益智仁各9g，红花、远志各6g。

用法：用水煎，待温时分次服。

功效：益肾补脑，活血化瘀。可用于脑动脉硬化，证属肾亏衰老、脂瘀阻滞脑络者。

【生活调养】 ••

① 饮食上要减少脂肪的摄取，少吃煎炸食物及胆固醇含量高的食物，如虾、动物内脏、蛋黄等。

② 不吸烟并防止被动吸烟。

③ 坚持适量的体力活动。活动量需根据自身情况而定，要循序渐进，不宜勉强做剧烈运动，如跳绳、保健体操、打太极拳、骑车、步行等。

④ 保持心情放松。慢性忧郁或持续紧张，均可兴奋交感神经，易致心跳快速、血管收缩、血压上升、血流减少。

九、骨质增生

骨质增生是中老年常见病和多发病，好发于活动较多的负重大关节，如颈椎、腰椎、髋关节、膝关节等处，具有起病缓慢的特点。骨质增生属中医"痹证"范畴，中医认为，其发病因素有以下几种。

① 外伤劳损。扭伤、挫伤、撞伤、跌伤等超强度外力或长时间承受非超强度的外力劳损，也可造成关节急性或慢性损伤。

② 瘀血阻络。外伤也可引起关节局部气血逆乱，溢于脉外，而发生瘀血凝滞，则关节骨骼受损，失去滋养，久则出现退行性疾病。

③ 外感风寒湿邪。感受风寒、久居湿地、冒雨涉水，可造成外邪侵犯肌表经络、骨干关节，导致机体经脉痹阻，筋骨失养，渐成骨痹。

④ 痰湿内阻。"肥人多痰湿"，肥胖者多阳虚湿盛，湿聚成痰，随经络流注于

关节，再加上肥胖者关节负重较大，使关节局部血运不畅，筋骨失养，久而成痹。

⑤肝肾亏虚。肾主骨生髓，肾精不足则身体羸弱，不耐劳累和一般性损伤，而肝主血，主筋骨利关节，肝血不足则筋脉无力，筋肉不足，荣养乏源，久则成痹。

【饮食疗法】 ●●●●●●●●●●●●●●●●●●●●●●●●●●●●

山药黑米炖猪肚

材料：猪肚200g，山药50g，黑米250g，料酒、大葱、姜、盐、胡椒粉、白砂糖、鸡精各适量。

制法：山药去皮切丁；黑米淘洗干净；猪肚洗净，放入沸水中焯好，捞出备用。将黑米和山药放入猪肚内，用小竹棍封好口放入锅内，放料酒、大葱、姜，文火煲2h，放盐、胡椒粉、白砂糖、鸡精等即可。

用法：佐餐。

功效：滋阴补肾，活血化瘀，补虚损，益筋骨。

莲栗糯米糕

材料：糯米粉500g，莲子、鲜栗子仁、核桃肉各60g，糖桂花15g，白砂糖50g。

制法：将核桃肉、莲子、栗子仁煮熟去皮，捣成糕粉；将糯米粉加沸水调匀；将糕粉、糯米细粉与白砂糖拌匀，并撒入糖桂花，放入碗内，蒸至熟透（1～2h）即可。

用法：可用作点心食用。

功效：益气，强筋，健骨，补虚。

【按摩疗法】 ●●●●●●●●●●●●●●●●●●

轻度骨质增生可以进行自我按摩治疗，需要注意以下动作要领：患者取坐位，伸直患肢，先在膝关节周围进行大面积掌揉，并逐渐用力，持续2～5min，直至有热感为止。再用拇指拨揉关节周围的痛点处20次左右，并重点按压梁丘、血海、阴陵泉、足三里，分别持续1min。用按摩方法治疗时要根据症状轻重、疼痛部位制订出对应的按摩计划，并坚持按摩，不可半途而废。

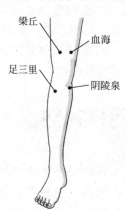

梁丘：位于膝盖骨上2寸处
足三里：位于小腿前侧，外膝眼下3寸处
血海：膝盖骨内上缘上2寸处
阴陵泉：位于小腿内侧，胫骨内侧骨头端凹陷处，左右各一。上缘上2寸处

【中草药疗法】 ●●●●●●●●●●●●●●●●●

龙眼丁香饮

材料：龙眼肉50g，丁香10g，白糖2匙。

用法：将龙眼肉、丁香洗净，置锅中，加清水500ml，急火煮开5min，改文火煮30min，去丁香，分次饮服。

功效：壮阳益气，行气止痛。主治阳虚型腰椎骨质增生，腰部疼痛伴畏寒怕冷者。

首乌郁李仁饮

材料：何首乌50g，郁李仁50g，白糖3匙。

用法：将何首乌、郁李仁分别洗净，置锅中，加清水500ml，急火煮开5min，文火煮30min，滤渣取汁，加白糖，分次饮服。

功效：补血益精，通利水道。主治腰椎骨质增生。

【生活调养】••

① 合理安排饮食。老年人应多吃富含钙、磷、维生素及蛋白质的食品，以弥补体内与骨代谢有关物质的不足。且应长期、合理地调节饮食，若在短时间内暴饮暴食不但无益，反而有害。

② 心情要放松。很多疾病症状的轻重与人们的心理状态密切相关。开阔的心胸、愉悦的心情、豁达的性格往往可使治疗效果更好。

③ 长期从事室内工作者，每天应至少保持1 ~ 2h的户外锻炼，如网球、门球、地掷球等运动项目，不仅可以克服惰性心理，还可以刺激骨钙的吸收，使骨皮质增厚。

✚、慢性气管炎

慢性支气管炎是由感染或非感染因素引起的支气管慢性炎症。临床以咳嗽、咳痰，或伴有气急，甚至气喘反复发作的慢性过程为特征。本病早期症状轻微，多在冬季发作，春暖后缓解；晚期炎症加重，症状长年存在，不分季节。病情进一步发展可并发肺气肿、肺动脉高压及右心肥大，严重影响生活、工作和健康。

慢性支气管炎属中医"咳嗽""咳喘""痰饮""肺胀"等范畴。中医认为本病的发生和发展，与外邪侵袭、肺脾肾三脏功能失调有关。病变主脏在肺，涉及脾、肾，主要病理因素为痰。根据临床表现本病可分为阴虚痰热、痰浊壅肺、寒饮伏肺、肺脾气虚、肺肾气虚等证型。

【饮食疗法】••

其饮食应以清淡、新鲜蔬菜为主，如白菜、菠菜、油菜、白萝卜、胡萝卜、番茄、黄瓜、冬瓜等，不仅能补充多种维生素和无机盐，而且具有清痰、去火、通便等功能。同时，多吃黄豆及豆制品等，以补充人体需要的优质蛋白，可补充慢性气管炎对机体造成的营养损耗，又无聚痰化火之弊端。忌食海腥油腻之品，不吃刺激性食物。

猪肺粥

材料：猪肺500g，粳米100g，薏苡仁50g，料酒、葱、姜、盐、味精适量。

制法：将猪肺制净，加水适量，放入料酒，煮至七成熟时捞出，切成肺丁，同粳米、薏苡仁一起入锅，并加葱、姜，先置武火上烧沸，然后文火煨熬，米熟烂时加少许盐、味精调味即可。

用法：每日食1～2小碗。

功效：补脾益肺，止咳化痰。

萝卜杏仁煮牛肺

材料：白萝卜500g，苦杏仁15g，牛肺250g，姜汁、料酒各适量。

制法：萝卜洗净，切块；苦杏仁去皮、尖；牛肺用开水烫过，入锅，以姜汁、料酒旺火炒透。沙锅内加适量清水，放入牛肺、白萝卜、苦杏仁，共同煮熟即可。

用法：吃牛肺，饮汤。每周2～3次。

功效：补肺清肺，降气除痰。尤其适合冬、春两季食用。

【按摩疗法】 ●●●●●●●●●●●●●●●●●●●●●●●●●●●●●●●●●●

以指压法治疗慢性气管炎：①点按中府、膻中、天突、太渊等穴各1～2min，以感到酸麻为度；②按揉定喘、风门、肺俞、厥阴俞各1～2min，以感到酸麻为度；③用掌拍法拍打胸背部至背部发热，皮肤以发红为度；④推按膀胱经、胸背部经线，自上而下，反复10～20次。

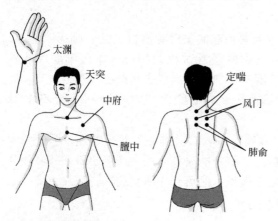

太渊：位于腕横纹拇指侧的桡动脉搏动处，左右各一

天突：位于颈部人体前正中线，胸骨上窝中央

中府：位于乳头外侧2寸，再向上3根肋骨的位置

膻中：位于两乳连线与身体前正中线的交点处

定喘：第七颈椎棘突下，旁开0.5寸

风门：位于背部第二胸椎棘突下旁开1.5寸处

肺俞：在第三胸椎棘突下，身柱(督脉)旁开1.5寸处

【中草药疗法】 ●●●●●●●●●●●●●●●●●●●●●●●●●●●●●

款冬花茶

材料：茶叶6g，款冬花3g，紫菀3g。

用法：用开水冲泡以上3味药物，加盖片刻即可。每日1剂，代茶饮，不拘时。

功效：祛痰止咳。

蜜枣甘草汤

材料：蜜枣8枚，生甘草6g。

用法：将蜜枣、生甘草加2碗清水，煎至1碗，滤掉药渣即可。饮服，每日2次。

功效：补中益气，润肺止咳。适用于慢性支气管炎所致的咳嗽、咽干、喉痛，以及肺结核咳嗽等症。

【生活调养】 ● ● ● ● ● ● ● ● ● ● ● ● ● ● ● ● ●

① 戒烟。慢性支气管炎患者不但要戒烟，而且还应避免被动吸烟，因为烟中的化学物质如焦油、尼古丁、氰氢酸等，可作用于自主神经，引起支气管痉挛，从而增加呼吸道阻力。同时，避免烟雾、粉尘和刺激性气体对呼吸道的影响，以免诱发慢性支气管炎。

② 预防感冒。注意个人保护，预防感冒，有条件者可做耐寒锻炼以预防感冒。

③ 注意保暖。在气候变冷的季节，要注意保暖，避免受凉，因为寒冷一方面可降低支气管的防御功能，另一方面可反射性地引起支气管平滑肌收缩、黏膜血液循环障碍和分泌物排出受阻，可发生继发性感染。

 脑梗死

由于血管阻塞、缺氧或营养缺乏，造成神经元、神经胶质及血管系统的缺血性坏死或软化，称脑梗死。在急性脑血管疾病中，脑梗死占半数以上。脑组织血供来自颈动脉和椎动脉，无论脑血流量或质的改变，均会威胁到脑组织的正常功能，当这种改变尚较轻微，脑血管可以通过自身调解维持血供，局部缺血还能以侧支循环来代偿，而一旦这些改变超过极限，出现失代偿，脑组织就会缺血、坏死、梗死。中医认为，此病在本为肝肾不足，气血衰少，在标为风火相煽，痰湿壅盛，气血瘀阻；同时又有兼寒兼热的区别，急性发病时多以标实为主，其中瘀血兼痰浊痹阻脉络为基本病机，故针对此病机确立了活血化瘀、芳香开窍之法。

【饮食疗法】 ● ● ● ● ● ● ● ● ● ● ● ● ● ● ● ● ●

脑梗死患者饮食原则：① 食物应多样化，以谷类为主，多吃桃、橙、香蕉、菠菜、毛豆、甜薯、马铃薯等富含钾的食物，可降低血压，预防中风。② 缺钙可使小动脉痉挛，血压升高，每天摄入1g以上的钙，可使血压降低；多吃蔬菜、香蕉、薯类和富含纤维素的食物。③ 每天吃奶类、豆类或其制品；常吃适量鱼、禽蛋、瘦肉，少吃肥肉、皮、蹄等。④ 食量与体力活动要平衡，保持适宜体重。⑤ 吃清淡少盐、少糖饮食，应把食盐量降至每天6g左右。

葱白粥

材料：瘦猪肉50g，大蒜瓣20g，猪尾菜6g，黑木耳10g，生姜10g，大枣5枚，精盐4g，味精2g。

制法：加水适量煮至烂熟。

用法：连汤食用，每日1次。

功效：治疗脑梗塞。

【针灸疗法】 ••••••••••••••••••••

　　选取尺泽（在手臂肘横纹中，肱二头肌肌腱桡侧缘，左右手臂共2穴）进行治疗。最好在凌晨3～5时以针刺入1.5～2cm，捻转得气后留针10～20min。连灸7～10天，见效后休息3天，再继续第2疗程。

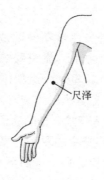

尺泽：手掌向上，弯曲手臂时，肘关节内侧有一条粗筋，此筋的拇指侧凹陷处即是该穴

【中草药疗法】 ••••••••••••••••••

固本复元汤

材料：黄芪15g，鸡血藤20g，丹参15g，黄精15g，海藻12g，玄参15g。

制法：以上各药水煎服。

用法：每日1剂，日服2次。

功效：益气养阴，活血养荣，化痰软坚。

【生活调养】 ••••••••••••••••••••••••••••••••••••••

　　① 积极锻炼。适当的锻炼可增加脂肪消耗，减少体内胆固醇沉积，提高胰岛素敏感性，对预防肥胖、控制体重、增强循环功能、调节血脂和降低血压、减少血栓均有益处，是防治脑血栓、脑栓塞、脑梗死的积极措施。脑血栓患者应根据个人的身体情况进行适当适量的体育锻炼及体力活动，以不感到疲劳为度。不宜做剧烈运动，如跑步、登山等，可进行散步、柔软体操、打太极拳等有氧运动。

　　② 控制体重。即保持或减轻体重，使BMI维持在18.5～24.9kg/m^2，腰围＜90cm，可有效预防冠心病。

　　③ 戒烟限酒。香烟中含3000多种有害物质，烟中的尼古丁吸入人体后，能刺激自主神经，使血管痉挛，心跳加快，血压升高，血中胆固醇增加，从而加速动脉硬化；并应戒酒或限酒。

　　④ 调节血压，控制高血脂、高血糖。其目的是控制发病的危险因素。但血压过高者不宜降压太快；血压过低时适当给予提高。脑梗死病人往往血糖高，这对治疗不利，必须积极控制血糖。

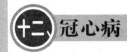

十二、冠心病

冠心病是中老年人常见且危害最大的心脏病。其主要临床表现为心前区常发生疼痛或压榨感，疼痛可向左肩或左上肢前内侧放射，多伴有面色苍白、胸闷憋气、呼吸困难等症状，一般历时1～5min，休息或含服硝酸甘油可迅速缓解症状。常因劳累、情绪激动、受寒、饱餐、吸烟等因素而诱发。根据冠状动脉硬化的程度和临床表现，可分为隐性冠心病、心绞痛、心肌梗死、心律失常及心力衰竭五种类型。

冠心病属中医"胸痹""真心痛""厥心痛""心悸"等范畴。中医认为本病的发生多与寒邪内侵、饮食不当、情志失调、年老体虚等因素有关。发作期应及时抢救治疗，缓解期可酌情选用食疗方进行调养，以减少发作。临床辨证其主要分为寒凝气滞、痰瘀闭阻、气阴两虚、气滞血瘀、气血不足等证型。

【饮食疗法】

冠心病病人应坚持"三低二高一优"的饮食原则，即低盐、低脂、低胆固醇及高维生素、高纤维素，优质蛋白。忌暴饮暴食及大量饮用兴奋性饮料，忌高脂肪、油腻、厚味食物。

三七猪心

材料：三七粉4g，猪心200g，水发黑木耳2g，蛋清50g，精盐、胡椒粉、淀粉、绍酒、酱油、白糖、味精、生姜末、油、麻油适量。

制法：将猪心切成薄片，用蛋清、精盐、胡椒粉、淀粉上浆。再把三七粉、绍酒、酱油、白糖、味精、生姜末加水兑成卤汁。炒勺内放油适量，烧至四五成热，把猪心片放油中滑开，倒入漏勺内，在原炒勺内放姜末少许，待炒出味后，把滑好的猪心片和黑木耳倒入，翻炒几下，再加卤汁炒匀煮沸，淋入麻油即成。

用法：佐餐食用。可常食。

功效：益气养血，活血化瘀。

玉米粉粥

材料：玉米粉50g，粳米100g。

制法：粳米淘洗干净，将玉米粉放入大碗内，加冷水调稀调匀。然后将粳米放入锅内，加适量清水，武火烧沸，改文火煮至粳米九成熟，倒入玉米粉糊，边倒边搅，继续用文火煮至成粥即可。

用法：每日2次，早、晚餐食用。

功效：降脂降压。适用于动脉硬化、冠心病、心肌梗死及血液循环障碍等。

取内关和灵道进行治疗。压内关：以一手拇指指腹紧按另一前臂内侧的内关，先向下按，再做向心性按压，两手交替进行。对心动过速者，手法由轻渐重，同时可配合震颤及轻揉手法；对心动过缓者，用强刺激手法。平时则可按住穴位，左、右各旋转10次，然后紧压1min。心绞痛甚者，可加按心俞、膻中，以宽胸理气止痛；气急、胸闷者，可加按肺俞、定喘，以宣肺降气；脉微沉细者或慢性心衰浮肿者，可加按复溜、阴陵泉，以利水消肿；阳亢者可加按合谷、太冲，以平肝潜阳；冠心病犯病时，可用拇指先轻揉灵道1min，然后重压按摩2min，最后轻揉1min，每天上下午各揉1次，10天为1个疗程，间歇2～3天，可进行下一个疗程。

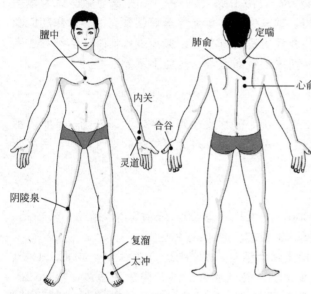

膻中：位于两乳连线与身体前正中线的交点处

肺俞：在第三胸椎棘突下，身柱（督脉）旁开1.5寸处

定喘：第七颈椎棘突下，旁开0.5寸

心俞：在第五胸椎棘突下，神道（督脉）旁开1.5寸处

合谷：拇指掌骨与食指掌骨之间

灵道：位于前臂腕横纹上1.5寸，尺侧腕屈肌腱绕侧

阴陵泉：位于小腿内侧，胫骨内侧骨头端凹陷处，左右各一

复溜：位于内脚踝上2寸处

太冲：位于足背侧，在第一趾骨间隙的后方凹陷处，左右各一

内关：位于前臂掌面的中部，腕横纹上2寸，掌长肌腱与桡侧腕屈肌腱之间

【中草药疗法】 •••

灵芝三七山楂饮

材料：灵芝30g，三七粉4g，山楂汁200ml。

制法：先将灵芝放入沙锅中，加适量清水，微火煎熬1h，取汁，兑入三七粉和山楂汁即成。

用法：每日1剂，早晚各1次，服前摇匀。

功效：益气活血，通脉止痛。

菊花山楂茶

材料：菊花、生山楂各15～20g。

制法：水煎或开水冲泡。

用法：代茶饮用，每日1剂。

功效：健脾消食，清热降脂。适用于冠心病、高血压、高脂血症等。

【生活调养】 •

① 合理调整饮食。限制饮食中的胆固醇和饱和脂肪酸含量，增加不饱和脂肪酸含量，同时补充维生素C、B族维生素、维生素E等，限制食盐和碳水化合物的摄入，可预防动脉粥样硬化。

② 治疗有关疾病。早期发现和积极治疗高血脂、高血压、糖尿病等与冠心病有关的疾病，尽可能消除和控制这些危险因素，对预防冠心病的发生十分重要。

③ 加强体力活动。体育锻炼对控制危险因素（降低血脂、降低血压、减轻体重）、改善冠心病患者的血液循环也有良好作用。

④ 控制吸烟。在35～54岁死于冠心病的人群中，吸烟者比不吸烟者多4～5倍，吸烟量多者危险性更大，可高达4～5倍。

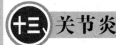 **十三、关节炎**

关节炎是一种常见的慢性病，特别是风湿性关节炎，在中老年人群中更为常见。中医把关节炎归于"痹证"范畴。"痹"与"闭"同音，有阻塞不通之义，"不通则痛"，所以患者会有关节疼痛、僵直、麻木等症状。从外因讲，关节炎多因寒邪、风邪、湿邪侵袭人体，驻留在关节部位，造成气血痹阻而发病。

【饮食疗法】 •

中医认为，本病由风、寒、湿邪所致，因此应多食具祛风、散寒、化湿、温通作用的食物，如韭菜、葱、香菜、芹菜、油菜、辣椒、薏苡仁、木瓜等食物。

五加皮醪
材料：五加皮50g，糯米500g，酒曲适量。
制法：五加皮洗净，加水适量泡透，煎煮，每半小时取煎液一次，共2次，再将煎液与糯米共煮成糯米干饭，晾凉后加酒曲拌匀，发酵成酒酿即可。
用法：每日适量，佐餐食用。
功效：五加皮可祛风除湿，通利关节；本品可通血脉，驱寒气，强健筋骨，缓解关节疼痛。

蛇肉汤
材料：蛇肉250g，胡椒40g，盐少许，姜适量。
制法：蛇肉洗净，与胡椒、姜共炖至蛇肉熟烂，再加盐调味即可。
用法：吃肉喝汤，每天1剂，连用数日。
功效：利湿通络，温里散寒。

　　根据具体病情，应采用不同的按摩手法，如根据病变部位，采用按、揉、搽、捏拿等手法。配合病变部位关节活动采用不同手法，如大关节可用摇法，小关节可用捻法。在病变关节周围或肌肉部位采用擦法，以透热为度。肌肉麻木不红则应用拍法。如果病变部位在上半身，则患者取坐位，术者提拿其肩井，点按肩髃、肩贞、曲池、合谷等穴。如果病变部位在下肢，患者取俯卧位，按、揉、擦局部；然后再取仰卧位，点按下肢足三里、阳陵泉、昆仑等穴。

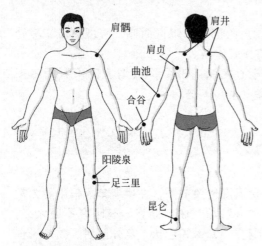

肩髃：位于肩部三角肌上，臂向前平伸时肩峰前下方的凹陷，左右各一

肩贞：双手下垂时，该穴位于腋窝后方竖纹上方1寸处

肩井：在肩上，当大椎（督脉）与肩峰连线的中点处

曲池：屈肘时，位于肘横纹外侧凹陷处与拇指侧端的交接点上，左右各一

合谷：在手背，第一、第二掌骨之间，平第二掌骨中点处

阳陵泉：小腿外侧，当腓骨小头前下方凹陷处

足三里：位于小腿前侧，外膝眼下3寸处

昆仑：位于足部外脚踝后方，外脚踝尖与跟腱之间的凹陷处，左右各一

【中草药疗法】••

虎骨木瓜酒

　　材料：狗骨3g（油炙酥），木瓜9g，白术、桑枝各12g，五加皮、当归、天麻、川牛膝、红花、川芎各3g，秦艽、防风各1.5g，冰糖100g，白酒1000g。

　　用法：将上药同放酒中，密封浸泡3～4个月后即可服用，每次温服1～2调羹，日服2次。

　　功效：可用于寒痹骨痛、手足不温、筋脉拘挛、腰膝酸软者，但湿热或阴虚火旺者慎用。

【生活调养】••

　　① 居住环境要避免湿冷。

　　② 注意保暖，防止着凉受寒。

　　③ 患有咽喉炎、扁桃体炎者要及时治疗。